AF101726

SISTEMA INMUNE A PRUEBA DE BALAS

Poderosos Métodos para Fortalecer tu Sistema Inmunológico y Evitar todo Tipo de Contagios o Enfermedades

ALEXIS JONES

© Copyright 2021 – Alexis Jones - Todos los derechos reservados.

Este documento está orientado a proporcionar información exacta y confiable con respecto al tema tratado. La publicación se vende con la idea de que el editor no tiene la obligación de prestar servicios oficialmente autorizados o de otro modo calificados. Si es necesario un consejo legal o profesional, se debe consultar con un individuo practicado en la profesión.

- Tomado de una Declaración de Principios que fue aceptada y aprobada por unanimidad por un Comité del Colegio de Abogados de Estados Unidos y un Comité de Editores y Asociaciones.

De ninguna manera es legal reproducir, duplicar o transmitir cualquier parte de este documento en forma electrónica o impresa.

La grabación de esta publicación está estrictamente prohibida y no se permite el almacenamiento de este documento a menos que cuente con el permiso por escrito del editor. Todos los derechos reservados.

La información provista en este documento es considerada veraz y coherente, en el sentido de que cualquier responsabilidad, en términos de falta de atención o de otro tipo, por el uso o abuso de cualquier política, proceso o dirección contenida en el mismo, es responsabilidad absoluta y exclusiva del lector receptor. Bajo ninguna circunstancia se responsabilizará legalmente al editor por cualquier reparación, daño o pérdida monetaria como consecuencia de la información contenida en este documento, ya sea directa o indirectamente.

Los autores respectivos poseen todos los derechos de autor que no pertenecen al editor.

La información contenida en este documento se ofrece únicamente con fines informativos, y es universal como tal. La presentación de la información se realiza sin contrato y sin ningún tipo de garantía endosada.

El uso de marcas comerciales en este documento carece de consentimiento, y la publicación de la marca comercial no tiene ni el permiso ni el respaldo del propietario de la misma.

Todas las marcas comerciales dentro de este libro se usan solo para fines de aclaración y pertenecen a sus propietarios, quienes no están relacionados con este documento.

Índice

Introducción

Nuestro sistema inmune es una importante extensión de nuestro cuerpo interno. No requiere que pensemos o tomemos decisiones para que funcione, es completamente involuntario. Sin embargo, conocer su funcionamiento y las cosas que le ayudan y le perjudican puede ser muy importante para que tengamos una salud óptima.

A lo largo de estas páginas, aprenderás los conocimientos fundamentales para cuidar de tu sistema inmune y así prevenir enfermedades. Aunque es una parte compleja del funcionamiento de nuestro cuerpo, existen cosas que podemos hacer para promover su funcionamiento óptimo.

Hablaremos de los distintos tipos de alimentos que brindan una mejor nutrición debido a los componentes que contienen y ayudan a nuestras defensas. Igualmente, explicaremos el balance que debe haber entre los diferentes tipos de alimentos para tener una mejor ingesta de esos nutrientes necesarios, según nuestras necesidades individuales.

Es posible que requieras hacer un cambio en tu alimentación y en tu estilo de vida, pero, no te preocupes, también hablaremos de cómo puedes hacerlo de manera muy sencillo, paso a paso. Lo mejor es hacer pequeños cambios, uno después de otro, ya verás que puedes lograrlo. Al final, hacer un pequeño cambio es mejor que no hacer ningún tipo de cambio, por lo que no debes desalentarte.

Cuando termines de leer este libro, tendrás el conocimiento necesario para ayudar a tu cuerpo a combatir las enfermedades que tengas o evitar nuevas amenazas de enfermedades virales. Con esta información podrás mejorar tu salud inmune y tu bienestar en general, lo que te llevará a tener una mejor calidad de vida.

1

La importancia de nuestro sistema inmune

¿REALMENTE NECESITAMOS un sistema inmune que funcione de forma óptima? No, no lo necesitamos. De hecho, muchos de nosotros estamos viviendo con un sistema inmune que para nada funciona de forma óptima. Por desgracia, muchas personas se enferman de cáncer o de enfermedades del corazón durante su vida. Muchos de nosotros nos enfermamos fácilmente y más seguido de lo que nos gustaría, lo que es algo que nos gustaría evitar, en especial cuando escuchamos que hay brotes de enfermedades. ¿Por qué es relevante?

Un sistema inmune que funciona bien es algo esencial para nuestra salud. Nuestro sistema inmunológico nos protege por medio de varios mecanismos, desde infecciones causadas por virus, bacterias, hongos y parásitos. Pero va más allá de eso; nuestro sistema inmune está estrechamente relacionado con una multitud de enfermedades crónicas, como el cáncer y las enfermedades cardiovasculares.

La habilidad del sistema inmune para adaptarse a extraños cambios ambientales es muy importante para combatir las infecciones. Las epidemias son un ejemplo de esos extraños cambios ambientales al cual nuestros cuerpos se ven obligados a responder.

Los sistemas inmunes tienen una relación difícil con el entorno. La mayoría de las veces, un encuentro con algo nuevo es inofensivo, pero una reducida cantidad de veces puede ser potencialmente peligroso. Un sistema inmune efectivo debe ser capaz de hacer una distinción entre lo peligroso y lo inofensivo, y debe ser capaz de distinguir lo que es propio y lo que es ajeno al cuerpo.

Esto es importante porque nuestro sistema inmune tiene una variedad de mecanismos que son capaces de destruir una gran variedad de células microbianas y sustancias tóxicas.

Esto también puede llevar a otros problemas. Uno de esos problemas puede ser que nuestro sistema inmune comienza a atacar nuestro propio cuerpo, lo que puede llevar a una enfermedad autoinmune, entre otras.

. . .

¿Qué hay de las personas que mueren por las enfermedades que son epidemias? Contrario a lo que muchos de nosotros pensamos, no mueren del virus que lo causa. De hecho, es su propio sistema inmune que reacciona de forma violenta con una respuesta inmune.

Dependiendo de la enfermedad, es el órgano que falla.

Estas enfermedades cobran muchas vidas en las familias y, a veces, en algunos hospitales les niegan la atención a estas personas enfermas, por lo que terminan falleciendo sin la intervención médica que pudo haberlas salvado. Es fácil hablar de las cosas que pudieron haberse hecho mejor o lo que hubiera pasado en tal o cual situación, pero esto hace que surja una pregunta importante: ¿cómo podemos prevenir que este tipo de situaciones ocurra en primer lugar?

Este libro tiene la intención de contestar esa pregunta y, con suerte, deshacerse de cualquier miedo o ansiedad que pueda representar.

La importancia de un sistema inmune que funciona bien no se puede menospreciar: es capaz de atacar amenazas reales mientras evita daño al tejido del propio paciente. Aunque sólo una minoría sufre de complicaciones, todos de van a beneficiar de tener un sistema inmune óptimo por todas las razones mencionadas hasta ahora.

Cómo comienza una infección por virus

Las células en nuestro cuerpo están realizando tareas sin parar. Son como pequeñas plantas de energía que proporcionan una cantidad constante de energía a su entorno. Esa energía luego se transforma en "electricidad", la cual usamos en nuestra vida diaria. Nos permite tomarnos baños calientes, guardar alimentos en el refrigerador, cocinar, y ver qué es lo que haremos esa noche. Imagina cómo le haríamos sin esa energía.

¿Qué tan bien podrías cuidar de ti mismo en ese caso?

¿Todavía te darías un baño si el agua saliera helada?

¿Aún así comerías frutas y verduras frescas o recurrirías a opciones menos saludables? ¿Serías capaz de cocinar?

¿Y todavía podrías mantenerte a salvo y no chocar contra una pared durante la noche? Está oscuro, después de todo.

. . .

Si apreciamos lo que tenemos, tal vez podamos desarrollar una apreciación por nuestras propias células que hacen que la vida sea posible como la conocemos.

Las células son cruciales para nuestra existencia. Cada vez que un tejido u órgano está creciendo, o cada vez que el tejido dañado debe ser reparado o reemplazado, las células se dividen o se reproducen. La reproducción de las células es un proceso natural, esencial para nuestra supervivencia.

Si no fuera porque las células son capaces de dividirse y de reproducirse, la vida como la conocemos simplemente no sería posible. No podríamos usar nuestros músculos para movernos o, para el caso, no podríamos vivir, ya que nuestros órganos simplemente fallarían. Eso significa que nuestro corazón dejaría de latir.

Desde el momento en el que somos concebidos, las células comienzan a dividirse y reproducirse. Es más evidente en nuestra fase de crecimiento durante la niñez. Pero incluso a una edad tardía, mucho después de que dejamos de crecer, las células continúan dividiéndose y reproduciéndose, porque siempre hay tejidos que necesitan ser reparados o reemplazados.

. . .

¿Dónde encajan las infecciones en todo esto? Las infecciones pueden surgir en cualquier momento, y también pueden reproducirse. Sin embargo, se pueden reproducir mucho más rápido que las células normales.

De la misma manera, cualquier infección por virus puede surgir en cualquier momento y comenzar a reproducirse. ¿Alguna vez has tenido una canción en la cabeza que sigue sonando una y otra vez?

A eso es a lo que se le llama una canción "infecciosa". Si la "infección" es lo suficientemente fuerte y sucumbes a ella, vas a descubrir que no tienes más opción que cantar la canción en voz alta, repetidas veces. En el proceso, hay una gran probabilidad de que puedas infectar también a otras personas. Antes de que te des cuenta, muchas personas van a estar cantando juntas, dominadas por la canción. Algunas veces, como un virus, no sabes ni cómo fuiste infectado en primer lugar. Incluso si regresas sobre tus pasos, tratando de averiguar dónde lo contrajiste, ya es muy tarde.

Si la infección es causada por un virus de verdad, el virus secuestra la célula y comienza a producir copias de sí mismo, como una canción pegajosa que parece comenzar a crear copias de sí misma dentro de tu cerebro.

La diferencia entre la forma en la que operan los virus y la forma en la que funcionan las células normales es que la reproducción de los virus (y de las canciones) no es algo bueno para la salud. Peor que eso, si se dejan sin supervisión, la reproducción del virus terminaría en nuestra propia muerte.

Para que el virus siga reproduciéndose, puede cambiar su apariencia y puede evitar que lo reconozcan los pequeños guardianes de nuestro sistema inmune, los glóbulos blancos.

Por lo tanto, es absolutamente importante tener un sistema inmune que funcione de forma óptima. Un sistema inmune efectivo debe ser capaz de lidiar con esta impredecibilidad.

Un sistema inmune es mucho más que sólo una herramienta para prevenir y lidiar con infecciones virales.

Un sistema inmune que funciona bien también ofrece protección en contra del cáncer a largo plazo, porque siempre hay una pequeña probabilidad de que las células sufran de una mutación al dividirse. Y el crecimiento de tumores comienza con mutaciones como estas.

Ya que el cáncer es una de las principales causas de muerte, tenemos mucho que ganar al tener un buen sistema inmune.

Los miembros del equipo de seguridad

. . .

A lo largo de este libro, se menciona el sistema inmune frecuentemente de forma bastante directa. Sin embargo, sería una injusticia para nuestro sistema inmune no explicar, aunque sea brevemente, que consiste de dos fascinantes subsistemas. El primero se llama el sistema inmune innato, y el segundo es llamado sistema inmune adaptativo. Juntos, forman el impecable equipo de seguridad de nuestro establecimiento, el cuerpo.

Para comenzar, hablaremos de estas dos partes de forma separada, antes de usar una analogía para describir su eficiente y armónica cooperación.

La inmunidad innata sirve como primera línea de defensa en contra de los patógenos invasores, como los virus, y juegan un papel clave para formar la respuesta inmune adaptativa que sigue.

Podemos ver a nuestro sistema inmune como nuestro sistema de defensa más básico.

Es bastante directo en la forma en la que manda células inmunes específicas a cualquier lugar en tu cuerpo que sea invadido por patógenos. Estas células tienen la habilidad de entrar en combate y neutralizar a los atacantes. Este sistema inmune innato, aunque muy efectivo, también es bastante primitivo, pues no puede retener recuerdos de cualquier evento pasado.

Si los patógenos no pueden ser eliminados, entonces entra en juego el sistema inmune adaptativo, el cual manda otro tipo de células inmunes. El sistema inmune adaptativo es un poco más sofisticado, pues puede recordar detalles específicos de los patógenos que nos invaden y utiliza esa información para combatirlos de forma más eficiente. Este recuerdo también nos permite no ser invadidos dos veces por los mismos patógenos.

Un sistema inmune es como un grupo de guardaespaldas, o un equipo de seguridad, quienes trabajan en establecimientos lujosos y que impiden que los invitados no deseados entren al lugar y causen problemas. Ese lujoso local puede considerarse como nuestro cuerpo.

Ahora, un buen guardia de seguridad, a comparación de nuestro sistema inmune innato, puede impedir que muchas personas entren, quienes, de otra forma, causarían muchos problemas. De la misma manera, nuestro sistema inmune innato puede detener y eliminar los virus y prevenir que causen problemas.

. . .

Una situación puede ocurrir cuando, de todas maneras, un individuo no deseado encuentra una forma de entrar al burlar la seguridad, como cuando un virus encuentra la forma de entrar en nuestro cuerpo sin ser detectado por nuestro sistema inmune innato. Un buen equipo de seguridad siempre está atento a los invitados no deseados y de apariencia sospechosa, y mantiene una excelente red de comunicación, permitiendo que se lleven a cabo ciertas acciones dependiendo de la situación que ocurra, al igual que nuestro sistema inmune adaptativo. La conducta extraña o no deseada de los invitados resulta en un miembro del equipo de seguridad tomando medidas de forma inmediata.

Este lujoso local no puede permitirse perder su preciosa reputación, porque podría afectar al negocio.

Algunos miembros del equipo de seguridad, como nuestro sistema inmune adaptativo, se aseguran que los invitados que han sido expulsados del lugar nunca más vuelvan a entrar. Se toman fotografías, se sacan copias de las identificaciones y, por si las dudas, también se toman las huellas dactilares. Nuestro sistema inmune adaptativo tiene una excelente memoria para protegerse a sí mismo de los patógenos y los virus con los que ya ha entrado en contacto.

2

Optimizar nuestras células inmunes

Fortalezas y debilidades de las células inmunes

Es irónico. Las células que forman nuestro sistema inmune están en su lugar para protegernos del peligro.

Aun así, si las circunstancias no son las correctas, pueden disparar a los aliados y hacernos daño. Algunas veces, el daño puede ser irreversible. Las células inmunes o los glóbulos blancos, son soldados que continuamente son enviados en las misiones para eliminar a los enemigos mientras protegen a los inocentes. Para que los soldados puedan completar su misión, requieren de dos cosas:

1. Salud óptima
2. Una impecable red de comunicación

Si un soldado no está lo suficientemente saludable, la misión está en peligro de fracasar. Si llega a haber una cosa que interrumpa la comunicación, los soldados pueden equivocarse y no dar en el blanco, lastimando a personas inocentes, o ambas.

Existen varios glóbulos blancos, cada uno cumpliendo con su propio deber específico dentro de nuestro sistema inmune, al igual que los soldados tienen sus propias tareas y responsabilidades individuales. El objetivo para nuestras células inmunes es proteger a su anfitrión, a nosotros, en contra de la multitud de patógenos, como las bacterias y virus dañinos. También son responsables de vigilar cualquier desarrollo anormal de las células, lo cual es la causa para el desarrollo del cáncer. Por lo tanto, la pregunta se vuelve: ¿cómo podemos cumplir con las necesidades de nuestras células inmunes para que funcionen de forma óptima y nos protejan en cualquier situación?

Para contestar esta pregunta, necesitamos revisar las fascinantes fábricas en miniatura a las que llamamos células inmunes. Todas las células inmunes están cubiertas de una fina capa llamada membrana. Esta capa es elemental para el funcionamiento de la célula dentro de su entorno, donde es capaz de reunir las cosas que necesita la célula, deja ir las cosas que la célula no necesita y, al mismo tiempo, protege a la célula de las cosas que pueden hacerle daño. Al brindarle apoyo a esta milagrosa, microscópica membrana, permitimos que nuestras células inmunes hagan su trabajo y nos protejan.

Las células inmunes poseen muchas funciones protectoras y estas dependen, en gran parte, en una sola cosa muy importante: la fluidez de la membrana celular.

Para desempeñarse al máximo, una célula inmune debe ser capaz de actuar en cualquier momento y debe ser capaz de comunicarse con otras células para mantenerse actualizada respecto a las últimas amenazas que acechan en el horizonte. Si la membrana de la célula inmune pierde su integridad y fluidez de cualquier manera, todas estás funciones de la célula estarán incompletas.

Muchos de los trabajos, si no es que todos, tanto compañías grandes como negocios pequeños, necesitan operar de forma funcional si quieren tener éxito, por lo que necesitan tener una buena comunicación entre los miembros del equipo, con los colegas, con los supervisores, empleados, etc.

¿Cómo se puede mantener esta red de comunicación? Con la ayuda de herramientas de comunicación como computadoras, teléfonos e internet.

. . .

Imagina cómo afectaría nuestro trabajo si hubiera una falla de internet a largo plazo, o un corte de luz en toda la ciudad. Ciertamente, esto afectaría la calidad de nuestro trabajo. Incluso podría tener consecuencias más serias. Así de importantes son nuestras membranas celulares para las células inmunes. Estas membranas son como una red de comunicación, necesaria para que nuestra célula inmune haga el trabajo que es necesario para proteger a su anfitrión, nosotros, de la mejor forma que puedan.

Fluidez de la célula inmune

Sabemos que las membranas tienen propiedades líquidas, las cuales son necesarias para mantener el funcionamiento apropiado de las células inmunes. Nos ayudaría mucho si supiéramos cómo surge esta fluidez para que podamos ayudar en su mantenimiento. ¿En qué consisten las membranas?

En su mayor parte, las membranas están hechas de fosfolípidos. Estos lípidos, a cambio, están hechos en su mayoría de ácidos grasos. Y es esta "grasa" la que le da a la membrana celular su característica fluida o líquida.

Ya que la grasa es un componente tan importante, ¿eso significa que la grasa en la alimentación también es importante? Sí y no. No todos los tipos de grasas son iguales. El tipo de grasa que prefiere la célula inmune son los ácidos grasos poliinsaturados, como el omega-3 y el omega-6. Se pueden encontrar en algunas fuentes animales y vegetales, como las aceitunas, nueces, semillas, aguacate, pescado y varios aceites. Las mejores fuentes de estas grasas se presentan más adelante. Primero explicaremos por qué son preferibles estas grasas no saturadas y no las saturadas.

Imagina freír algo en mantequilla, la cual es rica en grasas saturadas. Cuando terminas, sirves tu comida y la comes. Quedan algunos residuos líquidos de grasa en la sartén. Cuando terminas de comer, vas a lavar los platos, pero te das cuenta que la grasa se ha solidificado en la sartén. Las grasas saturadas se vuelven sólidas a temperatura ambiente y sólo se hacen líquidas cuando se calientan.

Por otra parte, las grasas no saturadas son líquidas incluso a temperatura ambiente debido a su estructura molecular. Esta característica líquida es muy importante para que las células inmunes puedan moverse en el cuerpo. Podemos comparar la falta de fluidez a usar un traje de astronauta para ir al trabajo. El traje limitaría nuestros movimientos debido a su masa total. Además de eso, también nos haría más lentos por su inmenso peso (50 kilogramos aproximadamente).

. . .

La naturaleza líquida de los lípidos le proporciona a nuestras células inmunes muchas ventajas, pero también tienen una gran desventaja: son muy sensibles a la peroxidación.

La peroxidación de los lípidos es la degradación oxidativa de los lípidos. Puede ocurrir con la grasa de las células inmunes, pero también con la que se encuentra en otras partes, como, por ejemplo, en la comida.

Quizás te haya pasado que, comiendo nueces, muerdes una que sabe horrible y tienes que escupirla. Esa nuez fue víctima de la oxidación y se puso rancia. La oxidación se puede saborear y también oler. Piensa en el olor cuando alguien cocina con aceite rancio. El olor es tan penetrante que te llega en cuanto entras al lugar.

Quizás quieras reconsiderar comer algo en ese lugar.

¿Por qué? Antes de contestar esa pregunta, necesitamos comprender cómo ocurre la oxidación. Los lípidos son atacados por algo llamado radicales libres, los cuales "roban" electrones de los lípidos en las membranas celulares. Los lípidos básicamente pierden una parte esencial de su estructura, lo cual los deja inestables.

. . .

Cuando nuestra comida entra en contacto con luz, calor u oxígeno, se producen los radicales libres y afectan negativamente la calidad de la grasa y de la comida que forma. Aunque no podemos comparar directamente nuestras células inmunes con la comida, podemos comprobar el daño que provocan los radicales libres porque nuestras células inmunes también entran en contacto con radicales libres, como veremos a continuación.

Cuando la membrana de la célula inmune se daña, su fluidez y su integridad se ven dañadas. Debido a que son el fundamento de nuestro sistema inmune, estos sucesos afectan negativamente nuestra respuesta inmune. Estos radicales libres pueden sabotear la red de comunicación de nuestras células inmunes, como sucedería cuando un hacker interviene con nuestras herramientas de comunicación, haciendo que sea difícil comunicarnos con nuestros compañeros de trabajo y sin poder recibir correos y mensajes importantes.

Consecuencias de los radicales libres

Los radicales libres pueden causar daño severo y, aun así, no son inherentemente malos. De hecho, pueden salvar nuestras vidas.

Como los hackers, también tienen cualidades positivas cuando las circunstancias son las correctas.

. . .

La respuesta a por qué los radicales libres causan inestabilidad y daño a otras células nos proporciona la solución a cómo proteger nuestras células inmunes. Los radicales libres, también llamados prooxidantes, contienen más de un electrón impar, el cual es inestable, reactivo y potencialmente dañino. Necesitan tomar otro electrón o donar ese electrón a otra especie de molécula cercana.

¿De dónde vienen los radicales libres? Los procesos metabólicos normales en el cuerpo humano producen radicales libres, los cuales pueden atacar una variedad de cosas, como almidones, grasas, proteínas e incluso ADN.

Tal vez te preguntes por qué si los radicales libres se forman durante los procesos fisiológicos normales, cómo pueden ser potencialmente dañinos a nuestras células al mismo tiempo. Esto se debe a que los radicales libres se balancean naturalmente con los antioxidantes.

Un antioxidante es una molécula lo suficientemente estable como para donar un electrón a un radical libre y neutralizarlo, haciendo que sea imposible para él causar más daño. Esto es especialmente importante durante una reacción en cadena, que es cuando los radicales libres causan más daño.

. . .

Algunos antioxidantes son únicos porque pueden buscar activamente a los radicales libres, neutralizarlos y detener la reacción en cadena que provocan. No todos los antioxidantes esperan hasta que el daño haya sido causado. Algunos tienen como objetivo prevenir que ocurra la destrucción en primer lugar.

¿De dónde vienen los antioxidantes? Aunque algunos antioxidantes se generan durante el metabolismo normal, nuestro cuerpo es incapaz de producir otros varios antioxidantes, los cuales tienen que ser proporcionados por medio de la comida.

Los problemas de la sociedad moderna

Los problemas surgen cuando los radicales libres superan a los antioxidantes. En algunos casos, nosotros somos la causa de esa falta de balance, pero, en otras ocasiones, está fuera de nuestro control. Cualquier escenario crea una falta de balance entre estos dos. A esto se le llama estrés oxidativo.

Si un radical libre es un hacker, un antioxidante sería un buen sistema de seguridad digital. ¿Qué ocurriría si no hubiera un sistema de seguridad? El resultado sería un caos en el internet. Lo mismo sucede con el estrés oxidativo.

. . .

El estrés oxidativo es un término importante que debes recordar porque significa un daño en nuestra salud general y en nuestra salud inmune. Las consecuencias del estrés oxidativo se vuelven importantes cuando vemos su papel en el desarrollo de las enfermedades en general.

Una gran cantidad de estudios demuestran que el estrés oxidativo influye en:

- El progreso del cáncer
- Enfermedades cardiovasculares
- Enfermedades neurológicas como el Parkinson, Alzheimer, esclerosis múltiple, esclerosis lateral amiotrófica y depresión
- Enfermedades respiratorias como el asma y la enfermedad crónica de la obstrucción pulmonar
- La artritis reumatoide

El estrés oxidativo también lleva a inflamación crónica, la cual es, por sí misma, una causa de enfermedades crónicas como las ya mencionadas. Por esta razón, se cree que el estrés oxidativo contribuye significativamente a todas las condiciones inflamatorias.

Además de todo lo anterior, el estrés oxidativo puede lastimar a nuestras células inmunes. De hecho, nuestro sistema inmune es particularmente vulnerable al estrés oxidativo debido a que las membranas celulares de nuestras células inmunes están compuestas principalmente de ácidos grasos, los cuales son presa fácil para el exceso de radicales libres.

En gran parte, somos responsables de nuestro estrés oxidativo, lo que lleva a la inflamación y a las células inmunes dañadas. Aunque a veces está fuera de nuestro control, aún así, tenemos el poder de minimizar los riesgos. ¿Qué nos hace susceptibles al desarrollo del estrés oxidativo? Existen tres factores involucrados:

1. Medioambientales

De todos los factores involucrados, estos son sobre los que tenemos menos control. Por desgracia, vivimos en un entorno donde la presencia de contaminantes en la tierra y en el aire es algo muy común. Estas partículas están hechas de radicales libres y afectan directamente a nuestros cuerpos, o pueden iniciar una reacción de radicales libres dentro de nuestro cuerpo cuando se degradan o se metabolizan, por lo que se generan radicales libres como un derivado.

Además, nos podemos ver expuestos a más radicales libres por medio de los rayos X, la radiación, el ozono, ciertas drogas y medicamentos, pesticidas en nuestros alimentos y solventes industriales en productos de cuidado personal o farmacéuticos. El oso no ocurre de forma natural, pero también se libera durante varios procesos industriales.

. . .

Aunque no tenemos control sobre estos factores, vale la pena ser consciente de, por ejemplo, la calidad de nuestra alimentación y las cosas que ponemos en nuestra piel. Los productos de cuidado personal con pocos ingredientes o sin solventes industriales cada vez están más disponibles en el mercado.

2.El estilo de vida

El humo del cigarro contiene varios radicales libres y el alcohol promueve que nuestros cuerpos generen radicales libres. El estrés también puede generar radicales libres y, como tal, contribuye al estrés oxidativo.

Cosas como trabajar muchas horas seguidas, una carga de trabajo muy pesada, fatiga, falta de sueño y traumas psicológicos pueden contribuir a la cantidad de estrés que experimentamos, pero todos contribuyen al aumento de estrés oxidativo debido al exceso de radicales libres.

3. La alimentación

La investigación disponible sugiere que el estilo de alimentación occidental, alta en carbohidratos refinados y productos animales, lleva a una producción de más radicales libres y estrés oxidativo. Además, está alimentación carece de los antioxidantes para compensar el aumento de los radicales libres.

De todos estos factores que hemos mencionado, los factores alimenticios pueden tener mayor impacto. Esto se debe a que la alimentación occidental típica lleva a una proporción relativamente alta de radicales libres dentro de nuestro cuerpo y, por desgracia, no proporciona una compensación para lidiar con ese aumento.

Recordemos que el estrés oxidativo es un desbalance entre radicales libres y antioxidantes.

La solución de los antioxidantes

No tenemos control sobre la cantidad de radicales libres que entran a nuestro cuerpo, pero, al mismo tiempo, sí tenemos tremendo control sobre esto. ¿Cómo puede ser?

No podemos controlar el aire contaminado que respiramos y podemos tener poco control sobre los residuos pesticidas en nuestros alimentos y otros químicos que entran a nuestro cuerpo diariamente. Pero sí podemos controlar el tipo de alimentos que comemos. Los alimentos ricos en antioxidantes pueden contrarrestar el exceso de los radicales libres que entran a nuestro cuerpo. Por suerte, no se requiere una dieta que consista exclusivamente de antioxidantes, sólo necesitamos la dosis adecuada.

Los antioxidantes son nuestra primera línea de defensa.

Necesitan mucha energía y nutrientes para crecer en tamaño y en fuerza para que los radicales libres no acaben con ellos. Cualquier desbalance con el estrés oxidativo puede afectar nuestro sistema inmune.

Requerimos más antioxidantes entre más estemos expuestos a los radicales libres. Si no los compensamos, el resultado es el estrés oxidativo que daña nuestra salud y nuestro sistema inmune.

Por lo tanto, para aumentar nuestra protección durante la temporada de enfermedades y la exposición a virus y bacterias, necesitamos resaltar una cosa en particular: nuestro sistema inmune es especialmente sensible al estrés oxidativo.

Cuando los radicales libres atacan la membrana de la célula inmune, ésta recibe daño, a menos que el antioxidante intervenga y la proteja. Por esta razón, requerimos cantidades adecuadas de antioxidantes neutralizantes para proteger las células inmunes. Un consumo insuficiente de antioxidantes puede suprimir la infección inmune a tal punto en que puede no sólo incrementar nuestro riesgo de contraer la infección por un virus, sino también aumentar el riesgo de posibles complicaciones una vez que nos veamos infectados.

Necesitamos los antioxidantes para protegernos a nosotros mismos contra los radicales libres, pero también necesitamos los radicales libres para mantenernos sanos. Por eso son muy importantes los antioxidantes.

La sorprendente razón por la que necesitamos de ellos es el hecho que muchas de nuestras células inmunes necesitan producir radicales libres. ¿Por qué haría esto una célula inmune?

Como hemos mencionado antes, un hacker no necesariamente es malo. Una compañía puede contratarlo para implementar un sistema de seguridad actualizado que ofrezca protección ante otros invasores en la red.

Estos radicales libres, producidos por las células inmunes, de hecho, son beneficiosos para combatir virus y patógenos, pero necesitan estar balanceados con la actividad neutralizante de las moléculas antioxidantes para prevenir un daño excesivo.

. . .

Un estado óptimo de antioxidantes tiene más beneficios. Si contraemos una infección viral respiratoria, la suficiencia del estado de nuestros antioxidantes pueden jugar un papel aún más importante. Esto se debe a que las infecciones virales respiratorias tienen el potencial de afectar nuestras defensas de antioxidantes. Esto significa que la presencia de antioxidantes suficientes se vuelve un factor aún más importante.

Entre menos antioxidantes tengas, tienes mayor riesgo de complicaciones, y especialmente si tu sistema inmune ya está afectado debido a la edad o a otras condiciones de salud. Esa es una razón por la cual miembros del mismo hogar pueden experimentar diferentes niveles de intensidad y ritmo de recuperación, aunque tengan el mismo virus; su nivel de antioxidantes es distinto.

La respuesta inflamatoria no es necesariamente mala.

De hecho, es una reacción normal de nuestro sistema inmune, incluso se puede decir que es esencial para deshacerse de la infección y para iniciar el proceso de sanación. Pero, en el caso de las enfermedades virales infecciosas hablamos de una inflamación a corto plazo, también conocida como inflamación aguda. La inflamación crónica es una inflamación de bajo nivel que puede ocurrir a largo plazo por el desbalance de los radicales libres y los antioxidantes.

Otro factor es que las células inmunes y algunas células no inmunes también pueden producir algo llamado citocinas, que pueden ayudar a salvar la vida o pueden ser una amenaza. Las citocinas se han vuelto relevantes últimamente debido a que juegan un papel muy importante a la hora de causar neumonía, el síndrome de dificultad respiratoria aguda e incluso falla de órganos en pacientes enfermos con un virus respiratorio. Aquí es donde yace el peligro de un sistema inmune disfuncional.

Una sobreproducción de citocinas es una reacción exagerada de nuestro sistema inmune, mejor conocida como "tormenta citocina". Es una respuesta pro inflamatoria agresiva que va a la par de una respuesta anti inflamatoria insuficiente. Esto incluso puede resultar en la muerte del paciente. ¿Qué es lo que ocurre?

Nuestras células inmunes no pueden localizar el virus de forma precisa porque no lo reconocen, obligándose a atacar indiscriminadamente y crear mucho daño en el proceso al crear una gran cantidad de citocinas.

. . .

Irónicamente, la tormenta de citocinas aun así puede no ser suficiente para matar el virus. Imagina un montón de soldados disparando en la oscuridad, esperando que sus balas atinen al enemigo.

En su lugar, terminan hiriendo a muchos inocentes.

De forma similar, la tormenta de citocina causa un gran daño a las células de los pulmones, lo que produce dificultades respiratorias y afecta el funcionamiento de los pulmones. No es extraño que se vean afectados muchos órganos.

Varias enfermedades causadas por virus pueden crear esta situación al crear un desbalance en nuestro sistema inmune antes de inducir una hiperactivación. Si el sistema inmune ha sido dañado, tiene sentido que las células inmunes tengan problemas para localizar la posición exacta del virus. Y la tormenta de citocina que sigue es una consecuencia lógica que viene del sistema inmune hiperactivo.

Esto ocurre sólo a un pequeño porcentaje de los pacientes, pero podemos aprender de esto para asegurarnos de que nuestro balance de antioxidantes sea suficiente. ¿Cómo podemos hacer esto?

Un consumo preciso de antioxidantes a lo largo del día permite que nuestras células inmunes mantengan a raya el estrés oxidativo al crear un balance entre los radicales libres y los antioxidantes. Es maravilloso que incluso algunos antioxidantes pueden proporcionar ayuda adicional en la tormenta de citocina.

Un balance saludable de antioxidantes ayuda a las células a encontrar con precisión los virus hostiles a pesar de la oscuridad. Aunque ocurra una tormenta de citocina durante la infección, la inflamación crónica también tiene un papel importante en la producción de citocinas. Cada vez que se presenta la inflamación crónica, ciertas células inmunes que producen estas citocinas inflamatorias y otros compuestos similares pueden causar daño en el tejido, sin importar si existe una amenaza activa presente (un virus).

En pocas palabras, si sufrimos de inflamación crónica, nuestro sistema inmune no está balanceado y, a ver protegernos jamás nos hace daño.

Fuentes de antioxidantes

Las vitaminas y minerales son muy importantes para nuestro sistema inmune. Una de las razones por la que las vitaminas y los minerales pueden contribuir a un buen funcionamiento inmune es porque en algunos de ellos pueden funcionar también como antioxidantes. Sin embargo, las vitaminas y minerales proporcionan sólo una pequeña porción de los antioxidantes disponibles en toda la alimentación disponible. Aun así, como explicaremos en otro capítulo, las vitaminas y los minerales tienen sus propias funciones esenciales.

La mayoría de los antioxidantes que se encuentran en nuestra alimentación vienen de otros compuestos, principalmente de los polifenoles, carotenoides y otros fitoquímicos. El término "fitoquímico" indica un compuesto que deriva de una planta, ya que "fito" viene de una palabra latina para planta. Eso significa que la mayoría de los alimentos con antioxidantes son alimentos vegetales. Pero considera que los alimentos vegetales que han sido refinados han sido parcialmente o completamente privados de sus antioxidantes, como explicaremos en el siguiente capítulo.

Un carotenoide que todo el mundo conoce es el beta caroteno, el cual le da a las zanahorias, al camote, a las calabazas, etc. su particular color naranja. Otro carotenoide, el licopeno, le da al jitomate y a la sandía su color rojo. La antocianina es un polifenol que le da a la mora azul, al camote morado y a las uvas rojas y moradas su color respectivo.

Existen alrededor de cuarenta carotenoides diferentes presentes en nuestra alimentación, siempre y cuando tengamos varios alimentos ricos en carotenoides. Los polifenoles es un grupo mucho más complejo de compuestos con muchas subclases, como los ácidos fenólicos, flavonoides, antocianinas y lignanos. En total, podemos encontrar más de 10,000 fitoquímicos en este gran grupo de polifenoles.

Los antioxidantes son muy importantes para nuestra salud y para nuestro sistema inmune, pero también tienen un lado oscuro, en ciertas circunstancias.

Consumir suplementos con antioxidantes específicos puede no ser una buena idea, ya que pueden acabar con el balance entre los antioxidantes y los radicales libres al actuar como prooxidantes cuando se consumen en grandes cantidades, lo que se le suma a la carga excesiva de radicales libres. Un ejemplo muy claro de esto se puede encontrar entre los fumadores y las personas que suelen entrar en contacto con el aspecto. Ambos grupos de personas tienen un mayor riesgo de cáncer, pero cuando comienzan a consumir suplementos con altas dosis de beta caroteno, el riesgo de cáncer en ambos grupos aumenta aún más. Los compuestos en los alimentos vegetales son considerados más seguros y más saludables que las dosis aisladas y elevadas que se encuentran en los suplementos. Existen dos razones principales para esto:

1. La cantidad de antioxidantes en los alimentos generalmente es más baja

Los antioxidantes que se encuentran naturalmente en los alimentos son abundantes en el reino vegetal, pero la cantidad total de antioxidantes es bastante menor comparada con los suplementos aislados, lo cual limita su efecto prooxidante. Por lo tanto, reduce el estrés oxidativo y la inflamación, por lo que se observan efectos beneficiosos para la salud cuando se consumen en antioxidantes en alimentos en su forma natural e integral.

2. Acciones e interacciones sinérgicas entre los fitoquímicos

Las acciones sinérgicas entre los fitonutrientes en los alimentos pueden ser comparadas a todos los individuos de dos equipos que participan en un partido de fútbol soccer. La acción de un solo jugador puede influenciar las acciones de otros jugadores. Cuando un jugador se mueve, tanto los jugadores de su equipo como los del equipo contrario se van a mover como reacción al primero. Por eso se dice que es un deporte de equipo. Lo que es un jugador para el equipo, así funciona el fitonutriente para la comida integral no refinada, como los granos integrales o la fruta. La sinergia armoniosa no puede ser replicada por los suplementos.

Varios tipos de antioxidantes, como los polifenoles, tienen una increíble habilidad de regular las citocinas proinflamatorias qué son responsables de las complicaciones de algunos pacientes con enfermedades por infección respiratoria. Podemos encontrar estos polifenoles en una variedad de alimentos vegetales integrales, como las frutas y verduras, en el que contribuyen con su color, sabor y actividades farmacológicas.

Existe un dilema para algunas personas. Esto se debe a que tienen un desbalance de antioxidantes. Conforme envejecemos, nuestras defensas de antioxidantes están en tanto peligro que nos lleva a un exceso de radicales libres, lo que lleva a más estrés oxidativo. Existen algunas señales de debilidad física general o fragilidad en las personas mayores que se relacionan con un nivel bajo de antioxidantes y un nivel alto de radicales libres.

En otras palabras, conforme envejecemos, el papel de los antioxidantes se vuelve aún más importante para reducir el estrés oxidativo, lo cual no sólo afecta el funcionamiento de nuestro sistema inmune, sino que también afecta el desarrollo de muchas enfermedades crónicas. La buena noticia es que la edad no es el final de todo.

Poner más atención a los alimentos ricos en antioxidantes es cómo utilizar una capa adicional de ropa en el invierno.

Las mejores fuentes de antioxidantes

. . .

Los alimentos vegetales refinados y muy procesados no son una buena fuente de antioxidantes, pero existe una excepción. Este alimento refinado y procesado es llamado comida chatarra por unos y un bocadillo saludable por otros. Nos referimos al chocolate.

En uno de los mayores estudios realizados hasta la fecha, los investigadores probaron más de 3,000 alimentos diferentes y colocaron el chocolate entre los alimentos con más antioxidantes. Esto parece una buena noticia para quienes amamos el chocolate, pero existe un detalle importante: el chocolate oscuro es muy superior al chocolate con leche o al blanco. La razón de sus propiedades antioxidantes se debe al contenido de cacao, no tanto al chocolate. También influye que no tenga grasas ni azúcares añadidas. Por lo tanto, una opción con más antioxidantes serían los granos o el polvo de cacao, el cual entra al chocolate su sabor distintivo. Se puede utilizar para hacer bebidas, postres y otros bocadillos de chocolate.

Otros alimentos con muchos antioxidantes son las especias y las hierbas. Eso es algo bueno porque significa que una pequeña cantidad es suficiente.

. . .

Otros alimentos con altos niveles de antioxidantes incluyen verduras (en particular las que tienen hojas verdes), frutas, nueces, semillas, moras y chocolate, seguidos de (en orden aleatorio) tubérculos, granos integrales, legumbres y hongos.

Para las bebidas con altos niveles de antioxidantes están el té, los tés herbales, los tés de flores y el café. Lo que sigue sobresaliendo es que los alimentos integrales son superiores a sus contrapartes refinadas. Eso significa que el arroz integral es mejor que el arroz blanco y que la harina de trigo integral es mejor que la harina blanca. Las frutas enteras son mejores que el jugo de frutas y otras bebidas azucaradas.

La diferencia entre los granos refinados y los granos integrales es fácil de comprender cuando se piensa que a los refinados se les quita su capa de protección que contiene fibra, vitaminas, minerales y los antioxidantes necesarios. En cambio, los granos integrales aún conservan su capa protectora. Ejemplos de granos refinados son el pan blanco y el arroz blanco. Igualmente, éstos no ofrecen beneficios y sí causan daño. La falta de nutrientes y el consumo de granos refinados se asocia con altos niveles de inflamación.

Como ya hemos mencionado, la inflamación puede llevar a enfermedades crónicas que pueden exacerbar el estrés oxidativo.

. . .

Esta es una lista de los alimentos y bebidas con más antioxidantes:

- Hierbas y especias
- Verduras (en especial las que son hojas verdes)
- Frutas (en especial las moras)
- Nueces y semillas (en especial la nuez de Castilla)
- Chocolate oscuro (en especial los granos o el polvo de cacao)
- Tubérculos (en especial el camote)
- Granos integrales
- Legumbres
- Hongos
- Té
- Tés herbales y florales
- Café (en especial la variedad *arabica* robusta y el tostado ligero)

Ácidos grasos esenciales

La grasa es un elemento importante para nuestras células inmunes, aunque mucha grasa puede ser perjudicial para una respuesta inmune apropiada. Para comenzar, el consumo promedio de grasa puede ser demasiado elevado. Sin embargo, no todas las grasas son iguales. Podemos distinguir entre los ácidos grasos esenciales y los no esenciales. Las células inmunes muestran un contenido anormal de ácidos grasos poliinsaturados (PUFA por sus siglas en inglés) a comparación de otras células.

Los PUFA son los ácidos grasos esenciales, omega 3 y 6, los cuales se encuentran en las nueces, semillas, aguacate, granos, legumbres, verduras, carnes, lácteos, pescado, huevo, aceites y productos derivados de aceite.

El problema radica en que nuestra dieta occidental tiene un gran desbalance entre los dos tipos de ácidos grasos.

Nuestra alimentación típica se caracteriza no sólo por un consumo excesivo de azúcares refinadas, sales y grasas saturadas, sino también un consumo exagerado de omega 6 y un consumo muy reducido de omega 3.

Aunque el omega 6 se encuentra fácilmente en muchas fuentes, las más comunes en la alimentación occidental promedio son los aceites, grasas animales y granos. Por otra parte, el omega 3 no es tan prevalente y se encuentra principalmente en el pescado y otros mariscos; semillas específicas como la linaza, la chía y el cáñamo; en nueces como la nuez persa; y en bajas cantidades en verduras de hoja verde.

. . .

El balance entre el omega 3 y el omega 6 es importante porque el omega 6 es un ácido graso esencial y es un componente muy importante para nuestras células inmunes, pero puede causar problemas. Aunque es un ácido graso esencial, el omega 6 tiene propiedades proinflamatorias y el omega 3 tiene más propiedades antiinflamatorias. Como hemos mencionado antes, la inflamación por sí misma no es mala. De hecho, cuando tenemos una infección, la inflamación puede salvar nuestras vidas. El problema se encuentra en el patrón de inflamación de la alimentación occidental. Ya que de por sí es inflamatoria, lo último que necesitamos son más componentes inflamatorios.

La importancia del omega 3 para las células inmunes se vuelve evidente debido a que favorece a dicha células, pues le dan prioridad y lo incorporan a la membrana celular de las células inmunes más comunes, los neutrófilos, a expensas del omega 6. Además, lo que resalta en una proporción favorable de omega 3 y 6 es que puede mejorar la habilidad especial que poseen las células inmunes para eliminar virus. Los científicos describen esta fascinante habilidad como actividad fagocítica. Estas células inmunes tienen la habilidad para rodear por completo a un virus y desactivarlo.

Con una mayor cantidad de omega 6 en nuestras células inmunes, la habilidad fagocítica se verá debilitada. Sin embargo, el omega 6 no es el único que contribuye a esto. Un nivel elevado de grasas saturadas tiene un efecto similar, en particular la grasa saturada que se encuentra en el aceite de palma, en la carne y en los productos lácteos.

Recuerda que el omega 6 no es el problema por sí mismo, sino el exceso de éste y la falta de omega 3.

Nuestra alimentación normalmente contiene muchas cantidades de omega 6, mientras que contiene poco omega 3, a menos que consumamos pescados con grasa o semillas de linaza para remover todas las otras fuentes de grasas, lo cual no parece muy realista.

Algo interesante es que la cantidad de ácidos grasos esenciales sólo es una parte del rompecabezas. La cantidad total de grasas también tiene un papel muy importante. A pesar de que la grasa es un componente vital para las células inmunes, en algunos experimentos se demostró que el reducir el consumo total de grasas parecía mostrar una mejor actividad y mayores cantidades de glóbulos blancos. ¿Cómo lograron esto? Al implementar una reducción de grasas del 5% al 15% del consumo total de energía. En otros términos, una reducción de una a tres cucharadas de aceite.

Una reducción de grasas puede ayudar a nuestro sistema inmune, cero, irónicamente, también puede tener efectos opuestos en las circunstancias que no son adecuadas. Si se combina con el consumo diario de pescado, eso puede suprimir nuestro sistema inmune.

En un estudio, tenían dos grupos con un consumo reducido de grasas. Un grupo consumía pescado diariamente, mientras que el otro consumía omega 3 de fuentes vegetales. Sólo el grupo de pescado mostró supresión inmune. Estos resultados no son consistentes con los resultados de otros estudios. Sin embargo, otros estudios eran de una duración más corta, mientras que éste duró seis meses y se practicó en personas mayores.

Aun así, se puede decir que es riesgoso consumir pescado diariamente, no sólo por el riesgo de la inmunosupresión, sino también porque el pescado es conocido por estar contaminado con metales pesados y otros contaminantes medioambientales. Los suplementos de aceite de pescado tienen el mismo problema.

El pescado contiene omega 3 en la forma de ácido docosahexaenoico (DHA) y ácido eicosapentaenoico (EPA), los cuales son ácidos grasos esenciales. El DHA y el EPA no se encuentran en fuentes vegetales, excepto por el alga.

Por esta razón, la Organización Mundial de la Salud recomienda consumir solamente una o dos porciones de pescado por semana, a pesar de los problemas de contaminación, porque creen que los beneficios superan los riesgos.

La OMS también establece que las personas que no consumen pescado deberían asegurarse de tener un consumo adecuado de fuentes vegetales de omega 3. Llamado ácido alfa linolénico (ALA).

Aunque esto puede sonar confuso, no es muy complicado. Existen tres tipos de omega 3, y todos son esenciales: ALA, DHA y EPA. La fuente vegetal contiene en su mayoría ALA, y las fuentes marinas (animales, plantas y algas) contienen los tres. El ALA se puede transformar en DHA y EPA. Sin embargo, debido a la baja tasa de conversión, la cantidad de ALA en la alimentación necesita ser más alta para obtener las cantidades adecuadas de cada uno. Aunque no es un término seguro, se suele recomendar 250 mg de DHA/EPA y de 2.2 a 4.4 gramos de ALA para la persona promedio. Esto se traduce a una y media a tres cucharadas de semillas de linaza o chía. La tasa de conversión ayuda si la alimentación no contiene cantidades excesivas de omega 6 y si no hay DHA o EPA en la alimentación.

Los aceites son un problema. Los aceites altos en omega 6 como el aceite de girasol, de maíz, de cacahuate, de soya, de cártamo y (en menor medida) el de oliva, pueden afectar fácilmente el balance entre los omegas 3 y 6. Éstas no son las únicas desventajas del aceite, pues son los alimentos refinados con más calorías. Una sola cucharada de aceite proporciona más de 100 calorías. Esto es aproximadamente el 5% de las calorías diarias necesarias para muchos adultos.

. . .

El consumo de aceite nos permite consumir fácilmente demasiado omega 6 a costa del omega 3. No sólo eso, el aceite contiene pocos o nulos nutrientes.

Los alimentos integrales no solamente tienen menos calorías, sino que también contienen más nutrientes y antioxidantes, te ayudan a sentirte más satisfecho, por lo que evitan que consumas calorías en exceso. Por eso, son alimentos óptimos.

Es mejor priorizar los alimentos sobre los suplementos alimenticios para obtener los ácidos grasos esenciales.

La buena noticia es que es posible obtener DHA y EPA directamente y simultáneamente evitar ingerir contaminantes que se acumulan en nuestros cuerpos con el tiempo. La opción libre de contaminantes es el aceite de alga.

3

Cómo influye nuestro estilo de vida en nuestro sistema inmune

Fumar

La industria del cigarro es muy valiosa pues proporciona miles de trabajos y también proporciona una gran fuente de ingreso para las industrias de publicidad en todo el mundo, además de proporcionarle a los gobiernos los fondos necesarios para tomar decisiones que favorezcan al público diariamente o de vez en cuando.

Los chamanes nativo americanos utilizaban el tabaco durante las ceremonias religiosas. Los chamanes eran considerados los expertos médicos de su tiempo.

Utilizaban el tabaco de diferentes maneras para intentar curar ciertas enfermedades como el asma, dolor de oídos, problemas intestinales, fiebre, inflamación de ojos, depresión, picaduras de insectos, quemaduras, etc. No mucho tiempo después de que Cristóbal Colón llegara a América, los españoles crearon su nuevo mundo en gran parte del continente. Para intentar curar a un hombre enfermo, no era poco común intoxicarlo con humo de tabaco.

Basándose en la sabiduría de los tiempos antiguos, parece que el tabaco es un gran remedio. Por eso no es ninguna sorpresa que la industria del tabaco fuera tan exitosa para finales del siglo XIX. Para inicios del siglo XX, hicieron que los cigarros fueran uno de los productos más populares de ese tiempo. Las infecciones rondaban en cada esquina, por lo que era del interés público ser capaz de protegerse. Por desgracia, otro peligro amenazaba a mediados del siglo.

Para ese entonces, la ciencia emergente sobre los peligros del tabaco, relacionados con el cáncer pulmonar por fumar, amenazaban con acabar con más de medio siglo del éxito de las compañías de cigarros.

Esta amenaza sin precedente se volvió un peligro para los dueños de las empresas, quienes se oponían a la idea de dejar de vender. Acudieron a las relaciones públicas para intentar encontrar una solución a su problema.

. . .

Su objetivo se volvió crear y extender una controversia científica. El público debía recibir el mensaje de que quedaban en duda los efectos de fumar en la salud, es decir que el público debía confundirse. En otras palabras, confundir lo suficiente a las personas para que dejará de importarles y siguieran fumando.

¿Cómo logró hacer esto la industria? Simplemente se volvieron patrocinadores de las investigaciones médicas.

Esta atrevida táctica ofreció varias ventajas. La convocatoria para nuevas investigaciones implicaba que existían estudios que eran defectuosos. Eso dejaba claro que había más cosas por saber y que la industria estaba comprometida y le importaba participar en la comunidad científica. Esta estrategia funcionó por décadas.

En la actualidad, todos sabemos que fumar nos hace daño y aumenta el riesgo de cáncer y otras enfermedades crónicas, pero algo menos conocido es que fumar puede afectar nuestro sistema inmune. ¿Había algo de cierto en el conocimiento antiguo? Por desgracia, fumar también afecta nuestro sistema inmune y lo hace de dos maneras distintas.

Una forma en la que fumar nos afecta es por medio del daño a componentes vitales de nuestro sistema inmune: las células epiteliales. Fumar expone directamente el tejido epitelial en las vías respiratorias a al menos sesenta químicos poderosos que son cancerígenos.

Todos tienen el potencial de causar daño al ADN en las células epiteliales de los pulmones y de las vías respiratorias.

Las células epiteliales cubren la capa protectora de la mayoría del tracto respiratorio con una mucosa especial. Esta mucosa tiene un propósito muy importante: humecta y protege las vías respiratorias y sus células epiteliales.

Estas células aseguran que los pulmones estén saludables, funcionen apropiadamente y que estén protegidos en todo momento. Si estas células, los pulmones no pueden funcionar.

También funcionan como una barrera para patógenos potenciales y partículas extrañas como los virus, como el de la influenza. Lo pueden hacer al secretar mucosa que actúa como una barrera protectora, previniendo el daño a los tejidos y las infecciones. Además, remueve las pequeñas partículas y los patógenos para mantener libres los conductos respiratorios.

. . .

En pocas palabras, las células epiteliales pueden prevenir que los virus se adhieran y así prevenir que se multipliquen y causen una infección. ¿Pero qué pasa cuando las células epiteliales no están saludables? El virus encuentra un lugar para adherirse y causar una infección que acaba dañando a todo el cuerpo.

Para crear este entorno, el virus necesita que las células epiteliales no funcionen de forma óptima. Fumar crea un entorno ideal para esto.

Pues afecta directamente el proceso defensivo de estas células y permite que los virus se adhieran más fácilmente a nuestro tracto respiratorio donde inician una infección.

Es posible que un virus se adhiera brevemente a las vías respiratorias. Sin embargo, un virus puede adherirse al inicio, pero las células epiteliales saludables pueden ser capaces de removerlo y, así, remover la fuente de la infección.

La segunda forma en la que fumar afecta nuestro sistema inmune es por medio del efecto de inmunosupresión de ciertos compuestos que se encuentran en el tabaco. El tabaco es el mismo tiene muchos compuestos diferentes, los más comunes son: nicotina, formaldehído, amoniaco, monóxido de carbono, dióxido de carbono, benzopireno, alquitrán, acetona, hidroxi benzoquinona, cadmio y óxidos de nitrógeno. De esta lista, sabemos que el alquitrán y la nicotina tienen particularmente efectos inmunosupresores.

En términos sencillos, esto significa que se suprimen nuestra respuesta inmune a amenazas invasoras como los virus.

Si nuestro sistema inmune está suprimido, el riesgo de contraer una infección por virus aumenta considerablemente.

El uso de cigarros electrónicos ha aumentado dramáticamente en los últimos años. Se suele creer que es menos dañino, porque no contienen la misma cantidad de cancerígenos. Sin embargo, estos cigarros electrónicos todavía pueden causar daño al recubrimiento o defensivo de nuestras vías respiratorias además de que también contienen nicotina inmunosupresora.

Dormir

Muchos de nosotros creemos que, si no dormimos lo suficiente, nuestro sistema inmune va a sufrir las consecuencias, aumentando el riesgo de contraer una infección por virus. ¿Acaso dormir poco nos hace vulnerables a las infecciones?

. . .

Aunque dormir y la inmunidad están estrechamente relacionadas, dormir poco no necesariamente empeora nuestro funcionamiento inmune.

Esto depende de varias cosas. Si dormimos más del 50% de nuestro tiempo normal, cinco de ocho horas, entonces no hay una gran afectación a nuestro sistema inmune. No obstante, si esto se extiende a más de una sola noche, nuestro sistema inmune sí se ve afectado negativamente. Esto se vuelve más evidente cuando estamos completamente privados del sueño. Aunque vale la pena revisar las causas subyacentes a la falta de sueño, existe una solución a corto plazo que tiene resultados inmediatos. Cabe mencionar que, aunque es algo extraño, no todos se ven afectados por la falta de sueño, aún por períodos de tiempo extendidos.

La razón se debe a que algunas personas tienen menos necesidad de sueño. Tal vez pertenezcas a esta categoría o tal vez conoces a alguien que lo sea. Las personas con menos necesidad de dormir suelen ser envidiadas, pero la realidad es que la mayoría de nosotros no estamos en esa categoría, lo cual nos lleva a una pregunta: ¿cuánto sueño necesitamos y cuándo vamos a experimentar efectos de salud negativos?

Varios científicos han investigado estas preguntas.

. . .

Han concluido que la mayoría de nosotros que suelen dormir menos de cinco a seis horas tienen un sistema inmune suprimido. Un sistema inmune suprimido a largo plazo puede incrementar nuestro riesgo a varias enfermedades crónicas, como el cáncer. Por esta razón, un buen tratamiento para estas enfermedades siempre debe incluir dormir, además de otras cosas.

El hecho de que la deficiencia de sueño puede afectar negativamente nuestro sistema inmune y nuestra salud ha sido reconocido desde hace mucho tiempo. No obstante, aquí es donde se pone interesante: el mismo sistema inmune también puede afectar cómo dormimos. Cuando nuestro sistema inmune ya está comprometido de alguna manera, puede afectar nuestro sueño. Esto luego se puede volver un círculo vicioso que parece no tener solución, a menos que atendamos la causa del problema.

Muchos factores pueden causar problemas crónicos de sueño. Para mejorar nuestros patrones de sueño, debemos solucionar estas cosas y ponerles la atención que merecen, como el sobrepeso y la falta de ejercicio.

Es importante comprender qué factores pueden contribuir a la falta de sueño.

. . .

Otros factores pueden ser inflamación crónica, interrupción del ciclo circadiano, falta de actividad física, estrés, problemas digestivos y soledad. La interrupción del ciclo circadiano significa interrumpir el ritmo natural del día y noche, como ir a dormir muy tarde y despertar muy tarde. Nuestro sistema inmune es muy sensible a los cambios circadianos y funciona mejor cuando tenemos un ritmo natural en el día y la noche.

Las afectaciones en el sueño causan detrimento del sistema inmune. Todos estos otros factores mencionados también pueden hacerlo, independientemente de las perturbaciones del sueño. Por eso, concentrarse solamente en el acto de dormir, sin considerar los otros factores, no es una buena estrategia para mejorar el sueño.

Un ejemplo de esto sería la inflamación que causa la alimentación occidental, la cual puede afectar la calidad del sueño que lleva a problemas para dormir, lo cual promueve también la inflamación.

En este caso, necesitamos romper el círculo vicioso al corregir la alimentación, lo que lleva a un mejor sueño. Si no se atiende este problema, vamos a encontrar muchos problemas después.

La siesta

. . .

Si de vez en cuando dormimos mal, y queremos refrescarnos y contrarrestar la inflamación y el efecto negativo en nuestro sistema inmune, una siesta proporciona una solución inmediata.

La razón por la que sabemos que esto funciona es porque ha sido probado en personas que se han mantenido despiertas toda la noche durante un experimento. ¿Cómo se puede probar esto?

Los científicos dividieron a las personas en dos grupos.

En un grupo, las personas durmieron sus ocho horas normales, mientras que las personas del otro grupo fueron privadas del sueño deliberadamente; sólo podían dormir por dos horas. Luego, los científicos realizaron exámenes diferentes para cada grupo en el siguiente periodo de 24 horas. Cada grupo estuvo sujeto a uno de los siguientes métodos:

1. Una siesta de dos horas a media tarde
2. Una siesta de media hora en la mañana y una siesta de media hora en la tarde
3. Sin siesta, pero dormir dos horas más al día siguiente, haciendo un total de diez horas de sueño
4. Sin siesta, pero ocho horas de sueño normales al día siguiente

5. Sin siesta, pero ocho horas de sueño normal es al día siguiente seguidos de una siesta de media hora durante el día

Todos los métodos tuvieron resultados impresionantes y todos llevaron a una normalización parcial del funcionamiento inmune, con la excepción del método número 4.

Aunque los métodos 4 y 5 eran bastante similares, el añadido de la siesta en el método 5 hizo toda la diferencia y jugó un papel muy importante a la hora de normalizar el sistema inmune desbalanceado.

Estos resultados muestran buenas y malas noticias.

Las buenas noticias son que podemos recuperar el sueño perdido y eliminar algunos de los efectos negativos de la deficiencia de sueño. Los beneficios aparecen incluso si recuperamos algo de nuestro sueño aun después de un día de nuestra privación de sueño. La mala noticia es que es difícil crear una opinión sobre el tiempo ideal para la siesta porque depende de las necesidades de sueño del individuo y qué tanto ha estado privado del sueño. Se necesita más investigación al respecto.

La falta de sueño claramente no es un entorno propicio para el funcionamiento saludable del sistema inmune, ¿pero eso significa que debemos dormir todo lo que podamos? Tal vez no.

Dormir mucho

Una encuesta a 450,000 personas nos dio un vistazo a qué tanto dormimos en promedio:

- 31% de los participantes deben seis horas o menos por noche
- 65% reportó un sueño óptimo de siete a nueve horas por noche
- 4% indicó que duermen diez horas o más por noche

Como explicamos antes, el sobrepeso puede afectar la calidad del sueño. La ironía es que, para algunas personas, el riesgo de los problemas de peso puede empeorar al dormir por demasiado tiempo, más de nueve horas por noche.

En otra encuesta a 400 personas que tenían enfermedad inflamatoria intestinal, dormir muy poco (menos de seis horas) así como también dormir demasiado (más de nueve horas) estaban relacionados a un aumento del riesgo. La enfermedad inflamatoria intestinal es una condición desagradable en las que hay inflamación crónica presente en el tracto digestivo y puede causar dolor abdominal, diarrea, anemia y severos calambres y espasmos musculares en la región pélvica.

Los dos factores que acabamos de mencionar también pueden ser la causa de otros hábitos alimenticios o del estilo de vida, como la alimentación occidental, la cual es rica en alimentos refinados y ultra procesados, además de productos animales. Dormir demasiado puede ser un efecto secundario, no la causa. Aun así, puede ayudar que no durmamos más de nueve horas por noche muy seguido.

Estrés

¿Sabías que el estrés es bueno para nosotros? Suena difícil de creer, pero es verdad. Sin embargo, sólo es beneficioso para nosotros cuando nos encontramos en un tipo de situación específica. Desde el inicio de los tiempos, los organismos han estado sujetos a la presión de la evolución del entorno. La habilidad para responder a las amenazas ambientales o los estresores, como los depredadores o los desastres naturales, aumentaron nuestras probabilidades para la supervivencia. Cuando estamos en una situación potencialmente peligrosa, nuestros cuerpos reaccionan al aumentar la disponibilidad de oxígeno para nuestro corazón y otros músculos, lo cual nos pone en el tan conocido estado de "correr o pelear".

Tal vez te preguntes qué es lo que tiene que ver nuestro sistema inmune con el estrés. Cuando estamos en este estado y actuamos de forma acorde, nos exponemos a las lesiones. ¿Qué ocurre cuando nos lastimamos? Cualquier herida puede contener algún tipo de patógenos y cuando los patógenos tienen la oportunidad de multiplicarse, eso puede provocar una infección severa. El estrés de correr o pelear, el cual es un estrés a corto plazo, aumenta nuestro sistema inmune para prevenir que eso ocurra y acelera la reparación de las heridas.

No es un hecho diario que un oso nos persiga en el bosque, pero nuestras respuestas fisiológicas siguen reflejando nuestras demandas de entornos previos, a pesar de que nos encontremos ahora en la ciudad. Hay una gran probabilidad de que te hayas sentido muy nervioso justo antes de dar un gran discurso frente a muchas personas. Esto es lo que podemos considerar una amenaza que no requiere una respuesta física. Se activan las mismas respuestas, razón por la cual tu corazón late más rápido, tus brazos y piernas comienzan a temblar y tu voz comienza a tartamudear.

El estrés a corto plazo por unos minutos hasta unas horas puede ser beneficioso, ¿pero sucede lo mismo con el estrés a largo plazo? Mientras que el estrés a corto plazo regula nuestro funcionamiento inmune, el estrés a largo plazo o estrés crónico hace exactamente lo opuesto y lo suprime. A partir de aquí, el estrés a largo plazo será expresado solamente como estrés, ya que es el uso más común para este término.

Los eventos de la vida que pueden llevar al estrés crónico nos hacen más propensos a contraer infecciones respiratorias, que pueden ser como la gripe común, pero también enfermedades más severas, las cuales se contraen más fácilmente cuando experimentamos estrés.

El estrés y la depresión están asociados con una baja secreción de anticuerpos llamados inmunoglobulina A (IgA o IgA secretora). La IgA es un componente vital en las defensas contra las infecciones virales y suele ser la primera línea de defensa. Es tan efectiva que puede defenderse ella sola de los patógenos virales.

Tiene sentido que literalmente sea la primera línea de defensa cuando comprendemos dónde se localiza, pues se encuentra en la capa de mucosa que cubre las células epiteliales.

Humecta y protege los conductos respiratorios, y es esta capa la primera en entrar en contacto con cualquier virus o patógeno. La IgA se puede comparar a unos pequeños guardaespaldas que protegen a las células epiteliales.

. . .

Cuando un virus entra por medio de nuestras vías respiratorias y quiere adherirse a las células epiteliales, nuestra célula puede resistir el virus de forma eficiente si se encuentra saludable. Sería más fácil para el virus adherirse a una célula que no estás saludable, ¿pero que tiene que ver la IgA?

Ya que este anticuerpo se encuentra dentro de la capa de mucosa, puede entrar en contacto con el virus primero que los demás. Literalmente se encuentra entre el virus y la célula epitelial que quiere invadir.

La IgA le niega el acceso y expulsa el virus, pues puede aislar las toxinas, neutralizar los virus y prevenir que las bacterias se adhieran a las células.

La importancia de las IgA se vuelve aún más evidente cuando nos damos cuenta de que aproximadamente el 95% de todas las inspecciones inician en las superficies mucosas donde estos anticuerpos residen. Estas superficies mucosas no solamente se localizan en las vías respiratorias, sino también en la superficie húmeda de nuestros ojos, nariz y boca. También cubren la capa protectora de todo nuestro tracto digestivo. Todas estas áreas mucosas están protegidas por los anticuerpos como las IgA.

. . .

Las IgA en nuestra saliva, por ejemplo, suele ser llamada la primera línea de defensa en contra de las enfermedades respiratorias como la neumonía y la influenza, aunque también puede funcionar en contra del resfriado común y enfermedades más serias.

Es de sentido común que reducir el estrés puede ser de ayuda, pues no sólo beneficia nuestra respuesta inmune a los virus, sino que también hace que la vida sea más disfrutable y significativa. Pero existen algunos retos en este camino hacia la felicidad.

Muchos de nosotros sentimos que es un gran reto lidiar con el estrés o disminuirlo. Por suerte, existen herramientas que nos pueden ayudar a lidiar de forma eficiente con el estrés. Esto es muy importante para los tiempos en los que estamos enfermos y cuando parece que todo es difícil de manejar, cuando estamos más propensos al estrés y a la depresión.

Las herramientas que ayudan a las personas a lidiar con el estrés y a superar los tiempos turbulentos impactan de forma positiva en nuestro sistema inmune por medio de diferentes mecanismos. Estos factores que contribuyen a hacernos más resistentes al estrés están relacionados con lo siguiente:

- Ejercicio

- Meditación
- Una buena alimentación

Ejercicio

¿De verdad necesitamos ir al gimnasio? Técnicamente, la respuesta es no. El gimnasio solamente es una imagen mental cuando pensamos en ejercicio. Si te gusta ir al gimnasio y está dentro de tu presupuesto, adelante, pero el punto es hacer algún tipo de ejercicio.

Los beneficios de hacer ejercicio no son un secreto, pero lo sorprendente es que podemos obtener los beneficios del ejercicio sin realmente hacer ejercicio.

¿Cómo?

Para contestar esta pregunta primero debemos ver las razones por las que las personas hacen ejercicio y sus beneficios. Lo más importante que debes tomar en cuenta es el tipo de actividad que disfrutas hacer. El ejercicio solamente es una de muchas maneras en las que podemos estar físicamente activos. Las razones por las que estamos motivados a hacer ejercicio varían, pero la mayoría se reducen a dos cosas:

1. El ejercicio nos ayuda con la pérdida de peso
2. El ejercicio nos ayuda a estar más saludables o sentirnos mejor

Aunque ambos puntos están conectados con nuestro sistema inmune, el primero lo explicaremos en el capítulo 4. El ejercicio tiene un impacto inmediato en nuestro funcionamiento inmune y esta conexión es la que explicaremos a continuación.

Las investigaciones científicas nos dicen que el ejercicio tiene efectos favorables en nuestro funcionamiento inmune. La actividad física moderada mejora nuestra inmunovigilancia. La inmunovigilancia significa que nuestras células inmunes, las cuales tienen un papel importante en nuestra defensa inmune, se ven estimuladas para patrullar más frecuentemente debido a que son recirculadas.

¿Qué tipo de ejercicio es de intensidad moderada y de cuánta duración debe ser? Nuestro sistema inmune responde favorablemente al ejercicio de intensidad moderada o un poco alta que dura hasta una hora.

Algunos ejemplos son: correr, el levantamiento de pesas, deportes en equipo y deportes con pelota, aerobics, yoga, danza, artes marciales, natación, etc.

. . .

Incluso un simple calentamiento puede estimular tu sistema inmune, pero hacer ejercicio frecuentemente es algo más beneficioso. De hecho, la actividad física regular se asocia con menor probabilidad de contraer influenza y neumonía. Eso tiene sentido porque nuestro sistema inmune está más atento y disminuye la cantidad de virus en el sistema.

Existen datos claros de que las personas mayores tienen mayor riesgo de mortalidad cuando contraen enfermedades respiratorias. Este hecho nos indica que el sistema inmune tiene un papel muy importante para protegernos en contra de las infecciones virales, pues este sistema se debilita naturalmente con la edad. En consecuencia, cualquier tipo de infección es más peligrosa cuando eres de la tercera edad, así como el riesgo de contraer una enfermedad.

Pero hay una buena noticia: hay suficiente evidencia científica de que podemos reducir el debilitamiento del sistema inmune. Aquí es donde entra en juego el ejercicio.

Puede retrasar significativamente el deterioro del sistema inmune que normalmente sucede con el envejecimiento.

Hacer ejercicio es bueno a cualquier edad, pero no es algo necesario. La pregunta entonces se vuelve ¿cómo podemos obtener los beneficios del ejercicio sin realmente hacer ejercicio? Para esto necesitamos considerar el ejercicio desde otra perspectiva en vez de verlo desde los términos de actividad física, lo cual incluye actividades diarias regulares que no suelen ser consideradas como ejercicio.

Los estudios sobre el ejercicio y el funcionamiento inmune han demostrado que hacer caminata casi todos los días, comparado con la inactividad, reduce la cantidad de días de enfermedad casi hasta la mitad. Estos efectos positivos aparecen después de caminar por 30 a 45 minutos por cinco días a la semana.

Esto demuestra que la actividad física es claramente significativa.

Aún más importante, demuestra que podemos realizar actividad física de diferentes maneras e incorporar cualquier actividad que vaya acorde con nuestras propias necesidades personales. Andar en bicicleta, caminar y otras actividades diarias que aumentan nuestra frecuencia cardiaca hasta cierta frecuencia son útiles.

Existen otros beneficios: el ejercicio, pero también caminar e incluso hacer estiramientos, nos puede hacer más resistentes a los retos de la vida. En otras palabras, nos ayuda a lidiar con el estrés más eficientemente.

. . .

Cuando se trata del estrés, el ejercicio y la actividad física regular son elementales. Hacer ejercicio dos o tres veces a la semana es más beneficioso que hacer ejercicio un día, pero claramente un día es mejor que nada.

Las actividades sencillas pueden ayudar a nuestro sistema inmune y a reducir el estrés, lo cual ayuda a nuestra calidad de vida y felicidad en general.

Ejercicio intenso y el potencial para debilitar el funcionamiento inmune

Existe algo de confusión respecto a un ejercicio más intenso o, para ser más precisos, más de una hora y una gran intensidad. Muchos científicos creen que este tipo de ejercicio puede lastimar temporalmente tu funcionamiento inmune en las horas siguientes al esfuerzo físico y afectar tu funcionamiento inmune de forma negativa conforme aumenta la duración en intensidad.

Pero hay un detalle importante. Estamos hablando mayormente del nivel de intensidad que se ve en los corredores de maratones o atletas profesionales que participan en eventos competitivos.

. . .

La mayoría de los científicos están de acuerdo que el riesgo de una infección respiratoria disminuye después del ejercicio al inicio, pero luego aumenta con la carga del ejercicio. El riesgo de contraer una infección respiratoria al inicio es muy poco, pero conforme aumenta la duración media intensidad, también aumenta el riesgo de enfermar.

La confusión está en que unos cuantos científicos creen que no es una interpretación precisa de la investigación científica. Dicen que un ejercicio intenso, pesado y prolongado todavía puede contribuir a mejorar el funcionamiento inmune.

A pesar de las opiniones contrarias, hay algo importante que podemos sacar de todo esto. Existe una probabilidad de que hacer ejercicio por mucho tiempo o con demasiada intensidad puede lastimar temporalmente nuestro funcionamiento inmune, pero cualquier cosa bajo ese nivel es, sin lugar a dudas, beneficioso para la salud.

Eso incluye cualquier ejercicio que disfrutes. Establecer objetivos realistas para nosotros mismos asegura que nos apeguemos a una rutina de nuestra elección. Si incorporamos actividad física o ejercicio en nuestra rutina y lo hacemos una vez a la semana, entonces tendremos mejores bases que comenzar algo que eventualmente dejaremos. Crear buenos hábitos requiere tiempo. Sin embargo, no subestimes el poder de los cambios pequeños con el tiempo. Existen varios beneficios a estos pequeños cambios:

1. Son más fáciles de manejar
2. Hay menor probabilidad de fracaso, el cual puede ser desalentador
3. Pequeñas cantidades de actividad física son más beneficiosas que nada de actividad física
4. Pasos pequeños y sencillos se vuelven hábito más rápido y fácil
5. Crear un pequeño hábito saludable puede aumentar la autoconfianza
6. Pequeños cambios sientan las bases para cambios más grandes más adelante

Otra cosa que debes considerar son las expectativas de uno mismo. Las expectativas no realistas pueden afectar nuestra motivación. Por eso necesitamos ser conscientes de cuánto tiempo necesitamos para mantenernos motivados.

Antes de que una nueva conducta se vuelva una segunda naturaleza, puedes esperar que necesites hasta diez semanas de repetición diaria. Puede tomarte más tiempo si no te apegas a un calendario. Además, puede tomar temas tiempos y queremos crear un hábito semanal. Se hace cada vez más fácil y, si nos mantenemos motivados, el éxito es inevitable.

Podemos desarrollar la motivación por medio de técnicas que son fáciles de implementar y también son empoderadoras. Hablaremos de estas técnicas y sobre establecer metas en el siguiente capítulo.

Meditación y la atención plena

La meditación normal y la meditación de atención plena (mindfulness) cada vez son más populares.

Algunas veces hablamos de medicina o terapia de cuerpo y mente porque se concentran en la conexión entre la mente y el cuerpo. Estas prácticas incluyen meditación, yoga, tai chi, qi gong y más. La meditación suele estar integrada en estas terapias de cuerpo y mente.

Las prácticas de meditación benefician nuestro sistema inmune de muchas maneras. Nos permite lidiar con el estrés de forma más eficiente que, como ya vimos, puede afectar nuestro sistema inmune.

Pero la meditación puede hacer más que eso. Existe evidencia de que los anticuerpos IgA también pueden aumentar como consecuencia directa de la meditación, lo que proporciona una mayor protección en contra de los virus.

. . .

No es una sorpresa que algunos científicos recomienden incluir alguna práctica de meditación durante los tiempos de estrés. ¿Pero cómo funciona?

La meditación puede ayudar a lidiar con la causa del estrés. La realidad es que el trabajo, nuestras relaciones, nuestra situación financiera, nuestra salud y otros factores externos no son la causa, pero sí pueden detonar y agravar las cosas. Ya sea que te sientas satisfecho con las cosas que tienes, tu trabajo, las relaciones y demás, todavía puedes perder una de estas cosas.

¿Qué tanto control tenemos realmente sobre las cosas que ocurren en nuestras vidas? Entre más comprendamos esta realidad de la vida, más podemos empoderarnos a nosotros mismos y realmente cambiar nuestras vidas para mejor.

Te darás cuenta que las cosas que te preocupan suelen estar en el espectro de estas dos cosas:

1. Situaciones no deseadas
2. Situaciones deseadas

A primera vista, parecen no tener mucho en común, pero en realidad comparten similitudes fundamentales. Querer o no querer, tener una persona, objeto o situación en tu vida puede llevar a la misma sensación de estrés. El estrés que resulta de no ser capaz de aceptar el presente de nuestras circunstancias internas. Nuestra mente se vuelve hacia el pasado o al futuro, ya sea con aversión o con deseo. Hace esto de forma increíblemente repetitiva.

La meditación te permite lidiar con el contenido de tu mente de forma diferente a como lo haces actualmente y mueve tu conciencia al presente. Es el presente en el que experimentas tu vida. La vida no se puede vivir en el pasado o en el futuro. Las acciones que realizas son mucho más poderosas y beneficiosas si se consideran con tu conciencia en el presente. Eso es exactamente lo que la meditación quiere que logres. El pasado y el futuro no son inútiles, tienen su propio propósito.

El pasado sirve para aprender de experiencias previas y el propósito del futuro es moldear el camino que tienes frente a ti.

No obstante, existe un componente muy importante que suele ser malentendido. Para tranquilizar nuestra mente, reducir el estrés y aumentar nuestra felicidad, la aceptación del momento presente es algo elemental para el éxito. Esto suele ser interpretado como pensar que debemos aceptar cualquier cosa que ocurra en nuestras vidas. La aceptación del momento presente no tiene que ver con las cosas que ocurren fuera de nosotros mismos.

. . .

Significa aceptar lo que sea que estés sintiendo dentro de ti. Con esta aceptación viene la claridad y la habilidad para actuar de forma correspondiente. Cualquier tipo de meditación que practiques o técnica que utilices, la aceptación de lo que ocurre dentro de ti es lo que realmente importa. Existen muchas técnicas de meditación. Generalmente, la técnica que resuena mejor contigo y te hace practicar es la mejor técnica para ti. No obstante, existe una técnica neutral de meditación con la que cualquiera puede relacionarse, en la que este concentres en tu propia respiración.

El siguiente ejercicio de un minuto te demuestra esta técnica y cómo funciona en nuestra mente.

Primero debes encontrar un lugar cómodo para sentarte o recostarte. Luego elige un punto físico en el que te puedas concentrar, puede ser en tu abdomen, en el diafragma, en los pulmones, en la garganta, en la nariz, en las fosas nasales o incluso en el labio superior, pero es mejor elegir un punto para concentrarse y mantenerlo ahí durante todo el ejercicio.

Concéntrate en lo siguiente:

1. Relájate y respira naturalmente. No hay necesidad de forzar la inhalación o la exhalación

2. Intenta concentrarte continuamente en la respiración, sin interrupciones

Este ejercicio puede parecer increíblemente sencillo, pero es más difícil de lo que parece. Existen varias cosas que ocurren de las que necesitamos ser conscientes, por lo que puedes utilizarlo a tu favor y permitirte lidiar con el estrés de forma más eficiente.

Nuestra mente divaga inevitablemente durante la meditación, incluso durante este pequeño ejercicio. Tal vez nos preguntamos qué estamos haciendo mal o pensemos en la lista de cosas que queremos hacer, nos puede llevar a cualquier distracción. Lo sentamos para concentrarnos en nuestra respiración por un pequeño instante y parece que ni siquiera podemos hacer eso. La mayoría del tiempo estamos en el pasado o en el futuro y perdemos la conciencia del momento presente. Si hacemos este ejercicio el tiempo suficiente, nuestra mente tarde o temprano va a reaccionar con frustración porque no puede hacer lo que se ha propuesto.

Como resultado, nuestra conciencia sigue lejos del momento presente.

La aceptación en este contexto significa que aceptamos la realidad de este momento: aceptamos que nuestra mente sigue divagando. Es justo en ese momento cuando experimentamos un cambio en nuestra mente.

Con esta aceptación, nuestra mente se tranquiliza naturalmente y somos más capaces de concentrarnos en la tarea del momento, en este caso, nuestra respiración. Esto es lo que significa aceptar el momento presente.

La importancia de esto se vuelve más clara conforme practicamos la aceptación de la realidad de forma regular.

Nuestra mente aprende a crear un nuevo patrón de hábito mental al cambiar la forma en la que respondemos a los cambios inevitables de la vida, los cuales solemos considerar como la causa del estrés.

4

La importancia del peso

PARA LA PERSONA PROMEDIO, el índice de masa corporal (IMC) de 25-30 indica tener sobrepeso, y superior a 30 indica obesidad. Existe un simple cálculo que se puede aplicar en este caso. El IMC se calcula dividiendo tu peso en kg entre el cuadrado de tu altura en metros o $IMC=kg/H^2$.

Por ejemplo, si una persona mide 1.83 metros y pesa unos 109 kilogramos, eso sería $IMC = 109/1.83^2 = 32.5$. Eso significa que esta persona tiene obesidad.

En el caso en el que una persona tenga una gran cantidad de masa corporal muscular, por ejemplo, los atletas, los que levantan pesas y los que practican la halterofilia, su IMC es menos preciso. Pero, para la mayoría de nosotros, nos proporciona mucha información respecto a nuestra salud.

. . .

Entre más sea nuestro peso, tenemos mayor riesgo de desarrollar enfermedades crónicas. Aumenta el riesgo de cáncer, enfermedades cardiovasculares, diabetes y más. Si la obesidad se combina con tres o más de los siguientes componentes, hablamos de un trastorno metabólico: hiperglicemia (altos niveles de glucosa en la sangre), hipertensión (presión arterial elevada), triglicéridos altos, bajo colesterol lipoproteína de alta densidad.

Los trastornos metabólicos y la obesidad impactan el sistema inmune de maneras significativas. Imagina que un virus entra en nuestro cuerpo y penetra a través de nuestra primera línea de defensa, esto causa una infección que las células inmunes deben combatir. Estas células deciden qué tipo de respuesta inmune se debe iniciar en contra de los microorganismos infecciosos.

La integridad y la estructura de los tejidos linfoides es muy importante en la distribución de los glóbulos blancos. Sí hay mucha grasa en los tejidos linfoides eso afecta su integridad y, por lo tanto, la distribución de las células inmunes. En consecuencia, eso afecta nuestra respuesta inmune.

Los daños ocasionados por la obesidad en el sistema inmune tienen un papel muy importante en la consecuente disfunción progresiva del metabolismo y de las enfermedades crónicas. Una reacción en cadena puede ocurrir en la que las enfermedades crónicas crean aún más disfunciones por medio del sistema inmune.

Solemos preocuparnos con la acumulación de grasa en la parte exterior de nuestro cuerpo, pero lo que sucede con los efectos internos es mucho más importante, no sólo en el desarrollo de una enfermedad, sino también que afecta nuestro sistema inmune.

Como se suele observar, muchas personas con sobrepeso y obesidad tienen más riesgo de morir con las enfermedades. Si se ajusta con otros factores de riesgo como fumar y otras condiciones de salud, se vuelve claro que la obesidad es un factor de riesgo independiente.

En otras palabras, la obesidad aumenta la probabilidad de complicaciones y muerte. Otro ejemplo de las afectaciones de la obesidad en nuestro sistema inmune es el aumento del riesgo de infecciones después de una cirugía.

Estrategias para perder peso

Una creencia común es que el ejercicio es la única cosa que importa para llegar a un peso saludable. Pero esta creencia es falsa. Más de 2 mil millones de personas, casi el 30% de la población mundial, son obesas. Si le creemos a la industria alimenticia, debemos echarle la culpa de la obesidad a la inactividad física. Esto es un engaño y es una forma de decir que como individuos debemos comenzar a hacer más ejercicio. También, convenientemente distrae la atención de los productos altos en energía que en realidad tienen la culpa. La falta de actividad física no puede ser la causa de nuestros problemas de peso por una simple razón:

La cantidad de actividad física no ha disminuido a lo largo del tiempo en el cual la obesidad ha aumentado dramáticamente.

Por el contrario, la actividad física ha aumentado ligeramente. Es decir, nos hemos vuelto más gordos y más activos.

El ejercicio y actividad física contribuyen a nuestra salud de forma considerable, y, sin lugar a dudas, son parte de nuestro estilo de vida saludable.

Sin embargo, solamente la alimentación influye de gran manera en nuestro peso. Por suerte, no tenemos que elegir.

Podemos tener ambas cosas: la combinación de una alimentación adecuada y ejercicio es la forma más eficiente de perder peso. No obstante, muchos de nosotros tenemos problemas para evitar ciertos alimentos que creemos que son malos para nosotros o para comer alimentos que son buenos.

. . .

Si te cuesta trabajo perder peso y mantenerte, aquí hay unas cuantas cosas que te pueden hacer la vida más sencilla.

Las "dietas" no funcionan

La realidad es que los efectos del ejercicio comparados con la alimentación suelen ser sobreestimados. El consumo de energía (los alimentos y bebidas que consumimos) es el mayor factor a la hora de ganar peso.

Muchos de nosotros hemos intentado perder peso al disminuir las calorías. Hemos hecho diferentes dietas, limitado los bocadillos e incluso reducido las azúcares y las grasas añadidas. La mayoría de nosotros al inicio tenemos éxitos al cambiar nuestra alimentación, pero el reto surge cuando tenemos que mantener estos cambios a largo plazo y solemos regresar a nuestros viejos hábitos y volver a ganar peso.

Esto no es una sorpresa, ya que cumplir a largo plazo con programas de pérdida de peso convencionales es algo poco común.

. . .

Muchas investigaciones demuestran que aquellas personas que tienen sobrepeso o son obesas obtienen muchos beneficios de salud después de perder peso, por medio de la restricción de consumo de calorías, pero mantener una reducción del 20% al 40% de las calorías no es factible para muchos de nosotros a largo plazo. Si esto te ha pasado, no consideres que eres un fracaso o que te falta voluntad. Simplemente y no has tenido la perspectiva adecuada.

Al aplicar una estrategia correcta, no sólo te vuelves más exitoso, sino que también te das cuenta de que no se debe a tu falta de voluntad. Ya has demostrado que tienes la fuerza de voluntad para dar el primer paso. Lo que vamos a hacer es aplicar esta fuerza que ya tienes y dar pequeños pasos para aumentarla, utilizando la ciencia como base de apoyo.

Primero, existe un factor que tiene un papel muy importante en qué tanto éxito tienes para seguir el cambio de dieta. Este factor es la fibra alimenticia. De hecho, la fibra promueve la pérdida de peso, independientemente del consumo de calorías, y mejora nuestro ritmo en la dieta. En segundo lugar, los cambios que hacemos necesitan ser sostenibles, ya que nos proporcionan beneficios a largo plazo. Básicamente, esto significa que no necesitamos morir de hambre y que podemos aferrarnos a la dieta.

Como ya hemos dicho antes, se requieren diez semanas de repetición diaria antes de crear un nuevo hábito. Los pequeños pasos ayudan a que el ejercicio se vuelva un hábito. Esto también aplica con nuestra alimentación:

1. Es más sostenible, por lo que requiere menos fuerza de voluntad
2. Ganamos confianza en el camino, y eso aumenta nuestra probabilidad de éxito
3. Nuestra mente y cuerpo se pueden adaptar lentamente a los cambios en la alimentación
4. Nuestro microbioma cambia con el tiempo, lo cual reduce nuestro antojo de alimentos no saludables
5. Fácilmente podemos crear nuevos hábitos que duren toda la vida

Crear nuevos hábitos se trata de consistencia, es la clave para el éxito. Por eso es importante elegir un cambio que sea realista y se pueda mantener a lo largo del tiempo. Si tienes dudas sobre si puedes tener éxito, considera lo siguiente: ¿cuándo te lavas los dientes?

Es probable que lo hagas cada día a la misma hora.

Este hábito probablemente surgió porque comenzaste a hacerlo de forma consistente y hace mucho tiempo.

. . .

Por otra parte, tal vez tengas algunos hábitos con los que no estás satisfecho. Tal vez respecto a tu alimentación o tu actitud, puede ser cualquier cosa. Debes preguntarte cómo llegaron a crearse estos hábitos.

Surgieron de la misma forma, por medio de la consistencia. Debes darte cuenta de que, al final, eres una máquina que crea hábitos. Es parte de tu ADN. Si utilizas este poder creativo de forma consciente, puedes lograr lo que quieras.

Cómo implementar un cambio en tu alimentación

Como hemos mencionado antes, la fibra es elemental para los cambios en la alimentación. Existen dos reglas que debes seguir respecto a la fibra:

1. No añadas suplementos de fibra a tu alimentación
2. No comiences a comer alimentos ricos en fibra de manera exagerada

La fibra está presente de forma natural en todos los alimentos vegetales, pero existe un problema: la fibra suele ser removida, lo cual transforma un alimento integral en un alimento refinado. No sólo se pierde la fibra en este proceso, sino también contra gran variedad de nutrientes.

. . .

Se puede encontrar la fibra de forma natural en todo tipo de tubérculos y papas, granos integrales, legumbres, frutas, vegetales marinos, hongos, nueces y semillas. Estos alimentos generalmente tienen menos calorías y más nutrientes. Eso significa que son relativamente menores en densidad de energía y más altos en densidad de nutrientes. Esto es importante porque nos permite comer cantidades satisfactorias de alimento y aun así ser capaces de perder peso.

Esto significa que nos hacen sentir saciados, satisfechos, y consumir menos calorías. Entre más refinado esté el producto, más energía nos aporta junto con azúcares y grasas añadidas. Proporcionan muchas calorías, pero no sirven para satisfacernos.

Como resultado, consumimos más calorías de lo que deberíamos y, entonces, nuestros cuerpos no tienen otra opción más que almacenar ese exceso de calorías como grasa.

Esto es algo básico, pero no proporciona una perspectiva para crear hábitos saludables en los que se limiten los alimentos refinados. Pero aquí también hay un problema: solemos concentrarnos más en los alimentos que no debemos comer. Tal vez, comamos menos de ellos por un tiempo, pero si no los reemplazamos con alimentos adecuados, no podremos enfrentar la sensación de hambre que surge como resultado. Luego nos vemos obligados a recurrir solamente a la fuerza de voluntad. Aquí es donde la mayoría de nosotros fracasamos. Esto lleva a resultados decepcionantes y nos desalentamos. Esto no es necesario, así que podemos hacerlo de forma diferente.

Ya sabemos que los alimentos ricos en fibra tienen menos calorías y más nutrientes, por lo que nos hacen sentir más satisfechos. En vez de concentrarnos en los alimentos que no queremos comer, vamos a concentrarnos en los alimentos que nos ayudarán a lograr los resultados que deseamos.

Este método se llama Método de Priorización Progresiva (MPP) y lo explicaremos en el capítulo 7.

Podemos incluir estos alimentos de forma exitosa al dar pequeños pasos. Un cambio básico sería incluir más fruta en tu alimentación, ya sea como aperitivo o al inicio de una comida.

Cuando somos más específicos, se vuelve más claro y sabemos que esperar, por lo que aumenta nuestra probabilidad de éxito. Así pues, podemos ser más específicos con los detalles, por ejemplo, "comer una fruta mediana o dos frutas pequeñas antes del desayuno cada mañana".

Comer frutas antes de una comida tiene la ventaja de disminuir el total de calorías que comes en una comida a diferencia de no comer ninguna. Esto se debe a que añadimos un alimento denso de poca energía a una comida que tiene más densidad de energía. Esto hace que tengamos menos apetito y consumamos menos comida.

Para crear un hábito con esta conducta, necesitamos aplicarla consistentemente por diez semanas antes de que se vuelva una segunda naturaleza. Si creemos que los cambios no suceden lo suficientemente rápido, podemos hacer también otros cambios mayores. Pero debes tener en cuenta que necesitamos ser capaces de apegarnos a esa rutina para que funcione.

Si el cambio es demasiado grande y no podemos mantenerlo por diez semanas, no te preocupes. Necesitamos ajustarlo a un paso más realista. Está bien si necesitas hacer ajustes en el camino, es mejor que detenerse. ¿Qué otros pasos podemos tomar?

Una posibilidad es cambiar una comida completa.

Nuestro objetivo es incluir más alimentos que sean más ricos en nutrientes y de menor densidad energética, que sean ricos en fibra.

. . .

Los cambios no tienen que ser perfectos, siempre podemos implementar otro cambio después.

Concéntrate en un cambio a la vez, dale prioridad al primer paso hasta que se vuelva hábito. Luego dale prioridad al segundo paso. Poco a poco tendrás éxito.

El éxito comienza en la mente

Existe un componente más que suele ser olvidado, pero es elemental para lograr cualquier éxito a largo plazo en los cambios de alimentación. Es un pensamiento que hace que todo se ponga en movimiento y se asegura del éxito. Pero no es cualquier pensamiento aleatorio. El pensamiento al que nos referimos viene de las profundidades de tu ser. Surge de algo que deseas ganar, tener o volverte. Algo que valga tu tiempo y energía, algo que se pueda volver un objetivo valioso. Si no es algo que realmente quieras lograr, entonces es probable que no logres cambiar.

Dirigir nuestra atención hacia un objetivo es muy importante para lograr lo que queremos. Eso hace más fácil el inicio y también desarrolla la persistencia necesaria para mantenernos en ese camino.

. . .

También estimulan la parte del cerebro responsable de ejecutar estrategias de alimentación y resistir la tentación más fácilmente. Poner atención a nuestro objetivo nos permite desarrollar la memoria de trabajo, lo que nos permite apegarnos más fácilmente a nuestros planes.

¿Cómo podemos poner atención a nuestro objetivo? Al visualizar. Es muy importante vernos a nosotros mismos teniendo lo que deseamos. Cada vez que ponemos atención a nuestro objetivo, activamos nuestra memoria de trabajo necesaria para lograrlo. Nuestra energía fluye constantemente para hacer las cosas que se alinean con lo que queremos lograr y eso protege nuestro objetivo.

Así pues, la visualización diaria es imperativa. Entre más energía le dediques a tu objetivo, menos energía se desperdicia en las cosas que no quieres. Aunque la visualización ayuda y fortalece nuestro objetivo, no es suficiente por sí misma. Para aumentar nuestro éxito, se necesita añadir a los ejercicios de visualización el factor de la emoción.

¿Cómo te sentirás cuando logres tu objetivo? Esa es la emoción que quieres generar durante el ejercicio de visualización. Es una extensión natural, pues la meta es visualizarte después de haber cumplido tu objetivo. No debes subestimar el poder de esta emoción, pues las emociones positivas tienen los siguientes beneficios respecto o a nuestro objetivo:

- Mejora nuestra atención y concentración
- Mejora nuestra resolución de problemas y la flexibilidad
- Mejora la motivación
- Facilita el almacenamiento de la información relevante para nuestro objetivo
- Ayuda a recuperar información relevante para nuestro objetivo

La visualización con las emociones positivas correspondientes puede considerarse como una forma de programación positiva. Con el tiempo, eso te estimula a actuar acorde a tu objetivo. Sin embargo, como suele pasar en la vida, no todo sucede de acuerdo al plan. ¿Cómo podemos lidiar con esto? Por suerte, podemos utilizar otra herramienta, otro tipo de emoción positiva.

Esta emoción mejora cada vez más nuestra motivación, aumenta nuestro autocontrol y nos hace más resistentes al darnos fuerza en momentos en los que somos vulnerables a la tentación. También, esta emoción en particular se sabe que promueve una mentalidad positiva y reduce el estrés.

La emoción a la que nos referimos es la gratitud.

. . .

Expresar gratitud y generar otras emociones positivas es el arma secreta para ganar terreno en el desarrollo personal bien la autoayuda. Tiene una fuerte base psicológica y es un componente vital para cualquiera que quiera lograr un objetivo.

5

El vínculo de conexión: el microbioma

UN VISTAZO a nuestra especie revela que no somos tan humanos como pensamos. Algunos científicos han llamado a los humanos "híbridos microbio humano".

Esto se debe a que la cantidad de células bacterianas en el cuerpo humano excede la cantidad de células humanas.

El microbioma es, por mucho, el tema más importante respecto a la salud inmune. De hecho, todos los capítulos en este libro están, de alguna manera, conectados con el microbioma.

Cuando nos referimos al microbioma, estamos hablando de las bacterias en el tracto gastrointestinal, ya que son las más importantes para nosotros.

. . .

Oficialmente, el microbioma se refiere a todo el hábitat de microorganismos y su entorno circundante, lo cual también incluye la piel o la boca.

La razón por la cual es tan importante se puede explicar fácilmente. La mayoría de nuestro sistema inmune, un 70%, se localiza en el intestino. Nos concentramos en la salud inmune, pero no sería preciso decir que el microbioma sólo es importante para la salud inmune, pues nuestro estilo de vida, nuestra alimentación y nuestro entorno juegan un papel importante en nuestra salud y bienestar, tanto a nivel físico como mental. En pocas palabras, cuando cuidamos de nuestros microbios amigables, ellos nos cuidan.

Ya que la mayoría de nuestro sistema inmune se localiza en nuestros intestinos, no es una sorpresa que la flora intestinal pueda estimular y desarrollar diferentes componentes de nuestro sistema inmune.

Para ser más específicos, el microbioma intestinal afecta el desarrollo y la diferenciación de nuestro sistema inmune.

Las bacterias en nuestro intestino proporcionan señales para estimular el desarrollo normal de nuestro sistema inmune y la maduración de las células inmunes. Estas células son la base de todo nuestro sistema inmune. Las células inmunes sienten y devoran los microbios, las células dañadas y otros materiales extraños en nuestro cuerpo, incluyendo virus. Muchas células inmunes diferentes pueden destruir directamente o neutralizar los virus. Además, el microbioma tiene un papel muy importante en el inicio y progreso de las enfermedades infecciosas.

Si los virus no son enfrentados de la forma correcta por las células inmunes, pueden causar una infección, lo que resulta en más presión para el sistema inmune.

La composición de los microbios en nuestro intestino también puede influenciar la forma en la que respondemos a las vacunas.

Si no tenemos un buen balance de microbios amigables, es menos probable que las vacunas provoquen la respuesta inmune deseada.

Fortalecer tu inmunidad de forma natural con los pasos explicados en este libro te proporciona una mejor protección en contra de las enfermedades infecciosas.

. . .

No obstante, si optas por una vacuna, un microbioma saludable aumenta la respuesta inmune deseada a la vacuna y eso puede disminuir bastante el riesgo de los efectos adversos.

Dicho esto, una vacuna no es garantía de ser una solución mágica. Por desgracia, existe miedo entre el público de que, sin una vacuna, estamos indefensos.

Pero, con suerte, la información en este libro puede disminuir el miedo. También debemos tener en cuenta que las vacunas contienen coadyuvantes, los cuales pueden detonar el desarrollo de enfermedades inflamatorias o autoinmunes en personas genéticamente susceptibles.

Nuestro conocimiento sobre los efectos tóxicos potenciales de estos coadyuvantes todavía es mínimo. Es difícil examinar la seguridad de estos elementos. Incluso el aluminio, un coadyuvante bastante extendido por casi un siglo, todavía tiene preguntas sin respuestas respecto a su posible conexión con ciertas enfermedades.

Al final, obtener la vacuna depende de ti. Tienes la libertad de elegir. Sin embargo, a pesar de tu decisión, lo mejor para ti sería cuidar de tu microbioma.

Una barrera protectora

. . .

Nuestros microbios beneficiosos sirven como una barrera protectora que previene que los patógenos se adhieran a la superficie del recubrimiento intestinal.

Esto comienza después del nacimiento, cuando se forma la barrera del microbiota o bacterias. Para los recién nacidos y los niños, la leche materna contiene bacterias benéficas, y también puede alimentar a las bacterias beneficiosas.

Esto resulta en la formación de una población saludable de bacterias, lo cual promueve el desarrollo de un sistema inmune saludable. Esto también puede prevenir condiciones como eczemas y asma, comunes en los niños pequeños.

Existen otras formas de seguir cuidando de tu microbioma. La alimentación tiene un gran impacto en la composición de tu microbiota intestinal y tu estado inmune. Las bacterias intestinales pueden influenciar directamente a las células inmunes, pero también pueden influenciar a las células epiteliales.

Las células epiteliales de tus intestinos son una barrera física que separa tu intestino del exterior. Esta barrera previene que las bacterias y sustancias dañinas entren a nuestro sistema. El problema es que la capa tiene un grosor de una sola célula y, por lo tanto, es extremadamente vulnerable.

. . .

Para proteger esta capa de células nuestro cuerpo tiene una excelente solución.

Para el mantenimiento de las células epiteliales existen los ácidos grasos de cadena corta (AGCC) que son producidos por los microbios beneficiosos. Pero también, nuestras bacterias intestinales amigables también promueven la inmunoglobulina A (mencionada en el capítulo 3), añadiendo una capa protectora adicional en contra de los invasores.

Las bacterias producen AGCC principalmente de diferentes carbohidratos no digeribles, como la fibra y los almidones resistentes. Los alimentos que contienen carbohidratos suelen contener una variedad de diferentes carbohidratos no digeribles. A los compuestos que alimentan nuestra flora amigable los llamamos prebióticos.

Los prebióticos se encuentran en frutas y verduras (incluyendo el alga), granos integrales, tubérculos, legumbres, nueces, semillas y hongos. Con la popularidad de las dietas bajas en carbohidratos, las cuales imitan muchos de estos alimentos, vale la pena saber que una de las especies más comunes de flora beneficiosa, *bifidobacterium bifidum*, alberga transportadores específicos de carbohidratos, permitiendo que protejan a las células epiteliales.

Una dieta que carece por completo de alimentos integrales sin carbohidratos que alimenten estas bacterias no tiene sentido.

Además de producir los recursos necesarios para reparar y mantener el recubrimiento de los intestinos, existen otras cosas que pueden producir bacterias beneficiosas para mejorar nuestra respuesta inmune. Estas bacterias tienen la habilidad de producir vitaminas, las cuales son un factor elemental para crear un sistema inmune saludable, como veremos después.

Intolerancias alimenticias

Los alimentos saludables también tienen un lado oscuro. No importa que tan saludable sea un alimento en particular, si nosotros somos intolerantes o alérgicos a ese alimento en específico, puede crear inflamación y contribuir al debilitamiento de nuestro sistema inmune.

Las causas de las intolerancias alimentarias son muy diversas. Incluso una mala salud intestinal puede llevar a la intolerancia alimenticia.

También puede empeorar con tratamientos antibióticos pues reduce la cantidad y la diversidad de las bacterias beneficiosas. Al mismo tiempo, cualquier bacteria oportunista, normalmente restringida por estos microbios beneficiosos, puede crecer en exceso y crear problemas. Por desgracia, es bastante común.

Una manera sencilla y no invasiva de lidiar con esto sería excluir los alimentos a los cuales somos sensibles y seguir alimentando nuestro microbioma con una variedad de alimentos que sí aguantemos. Los alimentos a los que somos sensibles pueden causar molestias digestivas, comezón en la piel y otros síntomas. Pueden ser reintroducidos lentamente con el tiempo, de forma similar a un protocolo que suele utilizarse en las dietas bajas en FODMAP (Fermentable Oligosacáridos Disacáridos Monosacáridos y Polioles).

Los FODMAP son un grupo de azúcares que no son completamente digeridos o absorbidos en nuestros intestinos. Son importantes para un microbioma saludable, pero causan problemas si surge un desbalance.

La dieta FODMAP, desarrollada por la Universidad Monash, es buena para ti si tienes problemas digestivos.

Aunque primero debes buscar ayuda médica profesional si experimentas trastornos digestivos, antes de comenzar una dieta baja en FODMAP.

. . .

Esta dieta puede ser útil para algunas personas, pero si tus problemas digestivos son más severos, puede ser mejor realizar análisis más extensos. Estos análisis pueden proporcionar mucha información detallada con la cual un profesional médico puede tomar decisiones informadas.

Una gran cantidad de personas con trastornos digestivos, tanto inflamatorios como no inflamatorios, tienen un crecimiento excesivo de bacterias en un lugar en el que se supone que no debe haber tantas bacterias, el intestino delgado. Esa es la condición llamada sobrecrecimiento bacteriano en el intestino delgado (SIBO, por sus siglas en inglés).

Por suerte, existe un sencillo análisis de respiración que puede servir para esto. Otros análisis que pueden proporcionar más información sobre la condición de tus intestinos son un análisis de excremento o un análisis de orina. Es importante trabajar con un médico que tenga experiencia tratando personas con SIBO y que sepa interpretar los resultados de forma correcta.

Una vez que tratamos la causa, es común tolerar el alimento que antes era intolerable, pues hemos resuelto el problema subyacente.

Alergias

. . .

Las alergias alimenticias no son lo mismo que intolerancias alimenticias. No se pueden tratar de la misma forma. Una alergia alimenticia es una respuesta directa del sistema inmune a un alimento que impacta nuestra salud de forma negativa. Existen formas de inmunoterapia que pueden ofrecer una solución para tratar las alergias alimenticias, pero estas siempre deben realizarse bajo la supervisión de los médicos profesionales.

Otra razón para cuidar de nuestro microbioma es que existe una conexión evidente entre la composición del microbiota y las alergias alimenticias. Por eso aumenta nuestro riesgo de desarrollar alergias alimenticias cuando nuestro ecosistema intestinal se ve afectado por los antibióticos.

Alimentos probióticos

Los prebióticos pueden alimentar las bacterias que ayudan y producen una mucosa que ayuda a tus intestinos, como ya hemos explicado antes. Los probióticos, por otra parte, son microorganismos vivos beneficiosos (mayormente bacterias), los cuales se venden en forma de suplementos o se encuentran en alimentos fermentados. El alimento fermentado más conocido probablemente es el yogur. En la producción de yogur, es común utilizar solamente una cantidad limitada de cepas probióticas de bacterias beneficiosas. Sin embargo, muchos tipos diferentes se pueden utilizar en la producción de yogur.

El yogur suele estar hecho de lácteos, pero básicamente se puede hacer de cualquier cosa que contenga carbohidratos. En la actualidad, puedes encontrar más y más alternativas de yogures hechos de nueces o soya, coco y más. Las bacterias son elementales en la fabricación de yogur.

Otro alimento fermentado disponible comúnmente son los vegetales fermentados como el kimchi o el chucrut.

También contienen probióticos, pero son ligeramente diferentes porque están fermentados con microbios que se encuentran presentes naturalmente en los vegetales.

Las verduras se colocan en una solución de agua salada llamada salmuera, la cual hace más lento el crecimiento de patógenos dañinos, mientras que permite que aumenten las bacterias beneficiosas. Los alimentos fermentados naturalmente que se pueden comer crudos, como las verduras fermentadas, tienen una composición natural de microbios amigables, a diferencia del yogur, la cual tiene añadidos específicos. Por lo tanto, puede ser mejor incluir alimentos fermentados naturalmente, pero eso depende de nuestro microbioma individual.

Por ejemplo, algunos tipos de yogur pueden contener bifidobacteria. Los vegetales fermentados generalmente contienen un rango más diverso de diferentes bacterias lactobacilos.

Sin nuestro microbioma carece de bifidobacteria, entonces los yogures que las contienen pueden ser más beneficiosos que consumir verduras fermentadas solamente. En contraste, si nuestro microbioma está bajo en especies de lactobacilos, las verduras fermentadas pueden ser mejores. Es difícil conocer la composición de nuestro microbioma individual a menos que realicemos un análisis específico de excremento. Otra estrategia es observar cómo reacciona tu cuerpo y tu mente a los alimentos ricos en probióticos que consumes a lo largo de varias semanas o meses. Si los síntomas empeoran durante este tiempo, hacer un análisis de excremento puede proporcionar más información.

Algunos alimentos probióticos se pueden comer crudos y otros no. Las bacterias vivas son sensibles al calor, por lo que no debes calentar tus vegetales fermentados si quieres aprovechar las propiedades probióticas. Por ejemplo, el pan de masa fermentada necesita ser calentado para que sea digerible.

Aunque ya no contiene bacterias vivas, algunos

nutrientes se vuelven más biodisponibles debido a los cambios que ha pasado el pan durante la fermentación. La biodisponibilidad es qué tanto se digiere, se absorbe o se metaboliza un nutriente.

Suplementos probióticos

Los estudios sobre los probióticos han demostrado buenos resultados respecto al sistema inmune. Es un tema complicado, pues depende de la composición y la diversidad de nuestro microbioma individual. Muchos factores, como la edad, cambios hormonales, composición de la dieta y consumo de suplementos, terapias de antibióticos, estilo de vida, interrupciones del ritmo circadiano y la actividad física, impactan nuestro microbioma intestinal.

El elemento más importante de esta lista son los antibióticos, ya que tienen un mayor impacto en la composición y diversidad de nuestro microbioma en un corto periodo de tiempo.

Los antibióticos tienen un efecto drástico en nuestro microbioma, al punto en el que pueden causar cambios duraderos al interrumpir la armonía intestinal al eliminar todos los microorganismos beneficiosos. Esto puede llevar a todo tipo de problemas de salud, incluyendo una inmunidad debilitada.

Los antibióticos son como bombas nucleares que pueden destruir un área completa. Entre más ha sido destruido, más tiempo se requiere para reconstruir todo. Los antibióticos suelen ser recetados sin considerar el daño que pueden causar. Aunque en algunos casos definitivamente pueden salvar la vida, muchas veces suelen ser innecesarios. Se necesita ser más consciente de las complicaciones que se pueden manifestar debido a los tratamientos con antibióticos, para que sólo se receten cuando sean absolutamente necesarios, combinados con un tratamiento posterior apropiado.

Durante un tratamiento antibiótico, se suelen recomendar varias cepas de probióticos, porque los antibióticos pueden causar diarrea. Sigue siendo un problema complejo, porque no todas las cepas de bacterias son iguales, y tampoco los antibióticos.

Si los probióticos se consumen mientras se toman antibióticos, puede valer la pena combinarlo con alimentos fermentados y prebióticos.

Aunque muchas personas se recuperan muy bien por sí mismas después de un tratamiento antibiótico, no sucede con todas las personas, en especial para las personas que ya carecen de diversidad por haber consumido mucha comida chatarra y pocos prebióticos en el pasado.

Si tienes problemas digestivos, vale la pena acudir con un médico profesional que se especialice en la salud intestinal. Si está comprometido tu sistema inmune, una dosis elevada de probióticos puede tener efectos negativos para ti, por lo que sería mejor consumirlos bajo la supervisión de un profesional.

6

Los alimentos y su relación con nuestro sistema inmune

Frutas y verduras

Las personas que intentan perder peso se enferman más que las demás, casi tres veces al año. Esto suena contradictorio porque un peso saludable corresponde a un mejor sistema inmune. El problema probablemente yace en la forma en la que intentan perder peso.

Sabemos que algunos de ellos tenían dietas bajas en carbohidratos, lo cual significa que puede contener pocas frutas y verduras.

En comparación, las personas que consumen más frutas y verduras se enferman menos, unas dos veces al año. Las personas con una alimentación promedio se enferman unas

2.5 veces al año en promedio. Otra estadística es que las personas de la tercera edad corren más riesgo de contraer infecciones respiratorias. No obstante, existen muchas formas para mejorar nuestro sistema inmune.

Te beneficias al consumir más frutas y verduras. Esto se puede demostrar con una mejor respuesta a las vacunas. Un estudio entre personas de 65 a 85 años de edad demostró que comer más frutas y verduras tenía un efecto considerable en el estado de sus micronutrientes.

Las personas mayores pueden beneficiarse aún más que la población promedio, ya que su sistema inmune está más dañado. Las mujeres embarazadas también son un grupo vulnerable que se beneficia más al tener un sistema inmune saludable.

En un estudio realizado en mujeres embarazadas, se mostró que las verduras, inesperadamente, parecían ser perjudiciales y aumentaban el riesgo de contraer una infección respiratoria. Los científicos creyeron encontrar una explicación cuando dijeron que el consumo de verduras todavía podía ser demasiado bajo, pues las mujeres embarazadas tienen requerimientos nutricionales más altos. Por lo tanto, los resultados pueden no ser precisos. Los científicos también mencionaron que las mujeres habían tenido que recordar lo que consumieron durante su embarazo, pero no siempre podemos fiarnos de nuestra memoria.

Respecto al consumo de frutas, suele ser más fácil de recordar porque una pieza de fruta equivale a una porción, mientras que las porciones de verduras son más difíciles de estimar.

Por sorpresa, las frutas tampoco mostraron beneficios claros en la protección en contra de infecciones respiratorias. Por otra parte, tampoco se mostró un aumento o de riesgo.

En otras palabras, las frutas y verduras pueden no ofrecer protección en contra de las infecciones virales.

Al menos no de forma individual. Sin embargo, cuando los científicos consideraron la combinación del consumo de frutas y verduras, los resultados fueron muy diferentes.

A lo largo de tres a cinco meses, el riesgo de contraer una infección viral disminuyó significativamente, de 27% a 38%. Una razón para explicar estos resultados puede ser el concepto de la sinergia alimenticia: muchos fitoquímicos pueden tener efectos sinérgicos.

. . .

Otra razón puede ser que la cantidad total de porciones de frutas y verduras simplemente necesita ser más alta para proporcionar beneficios, debido a que han aumentado los requerimientos. De hecho, las mujeres con las cantidades totales más elevadas de consumo de frutas y verduras estaban más protegidas.

Más de ocho porciones al día también ofrece más protección en contra de las enfermedades cardiovasculares, además de la mejora del funcionamiento inmune.

Otros grupos de riesgo son las personas menores a los 60 años, aquellos que tengan condiciones de salud, incluyendo hipertensión, diabetes, enfermedades cardiovasculares, enfermedades respiratorias crónicas y cáncer. Si queremos saber los efectos de las frutas y verduras sobre el funcionamiento inmune de estos grupos vulnerables, es importante considerar la variedad de condiciones. Las frutas y verduras también se asocian con mejores respuestas inmunes en estos grupos, pero los resultados son más interesantes.

En todos estos análisis se demostró que el aumento del consumo de frutas y verduras mejora el funcionamiento de las células inmunes y disminuye la inflamación en las vías respiratorias.

. . .

Aunque las frutas y verduras son saludables, no debemos comer solamente una manzana al día. Comer la misma fruta cada día sin variedad no es una buena estrategia, porque nos limitamos a una pequeña variedad de nutrientes. Variar las frutas y verduras es una mejor idea, ya que consumimos una gran variedad de nutrientes.

La cantidad de frutas y verduras que necesitamos para ayudar a nuestro funcionamiento inmune varían desde cinco hasta nueve porciones diarias. Ya que es cinco porciones diarias es el mínimo recomendado, este debe ser nuestro objetivo mínimo, pero consumir más es mejor, en especial si queremos protegernos de las enfermedades cardiacas.

Sin embargo, no todas las frutas y verduras son iguales. Parece que ciertas frutas y verduras pueden tener más propiedades protectoras, como las siguientes:

- Verduras crucíferas
- Verduras de hoja verde oscuro (kale, bok choy, arúgula, etc.)
- Cítricos (naranja, mandarinas, toronja, limón, lima, etc.)
- Moras de color oscuro (mora azul, zarzamora, frambuesa, asaí, etc.)

Esto no significa que otras frutas y verduras no valgan la

pena. Por el contrario, incluir una mayor variedad de frutas y verduras siempre es buena idea.

Sin embargo, es bueno incluir las que hemos mencionado de forma regular.

La mayoría de nosotros no consume ni siquiera la cantidad recomendada de frutas y verduras. Por eso, sería más realista aumentar el consumo poco a poco hasta llegar a las cinco porciones diarias o más.

Verduras crucíferas

El brócoli es parte de la familia de los vegetales crucíferos, también llamada brassicaceae. Los más comunes, aparte de brócoli, son coliflor, mostaza de hoja, col, kale, espinaca, berro, bok choy, choy sum, coles de Bruselas y otros vegetales similares de hoja verde. Un tipo de hoja verde que no entre en esta categoría es la lechuga.

Las verduras crucíferas pueden activar un receptor especial en nuestros intestinos llamado receptor de hidrocarburos de arilos (AhR, por sus siglas en inglés).

. . .

Este receptor está a cargo del mantenimiento de las células inmunes llamadas linfocitos intraepiteliales (LIEs). Los LIEs son un tipo de glóbulo blanco presente en nuestros intestinos. Las células inmunes atrapar a los perpetradores como los virus. Si los LIEs no funcionan correctamente, por lo que no vigilan los intestinos, hay un mayor riesgo de que microbios negativos puedan causar daño intestinal. En pocas palabras, mantienen a salvo el recubrimiento de los intestinos.

Debido a que la mayoría del sistema inmune se localiza en los intestinos, cualquier complicación en esa zona puede dañar nuestra respuesta inmune de todo el cuerpo. Podemos encontrar los LIEs en los intestinos, por lo que uno esperaría que no entrarán en contacto directo con los virus, pero no es así. Los LIEs pueden contribuir directamente a prevenir las infecciones virales o acelerar la limpieza de los virus del tracto digestivo. Los AhR hacen que eso ocurra, pues cuidan de las células inmunes. La habilidad de los componentes alimenticios, los vegetales crucíferos, promueven el funcionamiento inmune de los intestinos por medio de la activación del AhR.

Así pues, las verduras crucíferas son muy importantes para optimizar el funcionamiento inmune. La ironía es que también pueden causar daño. Esta contradicción es sorprendente porque el posible daño supera a los beneficios. Esto se debe a que los vegetales crucíferos pueden contribuir al desarrollo del cáncer. La buena noticia es que existe una forma de evitar los posibles efectos cancerígenos de estos vegetales.

Los crucíferos y el yodo

En un estudio se descubrió que el consumo de verduras crucíferas aumentaba la incidencia del cáncer de tiroides. La tiroides es una glándula importante, pues su función es tomar el yodo, un mineral esencial, y convertirlo en hormonas tiroideas. Una deficiencia severa o prolongada de yodo puede provocar que esta glándula se inflame, lo que resulta en una hinchazón severa en la garganta, pues se localiza en el cuello. A esto se le conoce como bocio.

La buena noticia es que la mayoría de las personas no desarrollan una deficiencia severa de yodo.

La mala noticia es que casi el 30% de la población mundial tiene cierta deficiencia de yodo. Así pues, el cáncer de tiroides está directamente conectado con los vegetales crucíferos porque contienen un compuesto que puede inhibir la absorción de este mineral esencial, el yodo.

No obstante, según el estudio mencionado, el grupo con mayor incidencia de cáncer ya tenía una baja ingesta de yodo para empezar. Las verduras crucíferas no causaron la deficiencia, pero sí es probable que la agravaran al inhibir la absorción. En pocas palabras, debes asegurarte de consumir suficiente yodo en tu alimentación.

La mejor fuente de yodo son los vegetales marinos como el alga, pero no el kelp (pues contiene una cantidad excesiva de yodo y es demasiado fácil exagerar). Otra forma de consumir el yodo es por medio de la sal yodada y productos lácteos, aunque no son fuentes naturales de yodo. Por último, los suplementos son una buena herramienta para las personas que no pueden obtener suficiente yodo de su alimentación.

Los suplementos para adultos deben contener unos 150 mcg, aunque puede ser más para las mujeres embarazadas.

Hongos

Existen más de 2,000 especies de hongos comestibles en la naturaleza, pero es más seguro apegarnos a las 25 especies diferentes de hongos que son aceptadas como alimentos y se cultivan de forma comercial.

. . .

Los hongos son considerados una delicia con un gran valor nutricional y funcional que contienen propiedades medicinales y saludables. Muchos tipos de hongos tienen el potencial de proporcionarnos la siguiente generación de antibióticos, reducir la contaminación ambiental e incluso producir combustible.

Algo interesante es que los hongos poseen propiedades antivirales y antibacterianas. Existen muchos alimentos con estas propiedades, pero el problema es que suelen ser efectivas en contra de una cepa específica de virus. Existen dos formas en las que los hongos ayudan a nuestro sistema inmune:

1. Los hongos pueden proporcionar los prebióticos para alimentar nuestro microbioma
2. Los hongos pueden aumentar la inmunoglobulina A secretora (IgA)

Como ya hemos explicado, las infecciones inician en las superficies mucosas de nuestro cuerpo y la IgA impide que los virus lleguen a las células epiteliales. La parte sorprendente no es que los hongos aumentan la IgA, sino lo fácil que pueden hacerlo y mantener esta protección por mucho tiempo.

Aunque pueden estar involucrados muchos compuestos, estamos seguros de que al menos un compuesto en específico es responsable, en parte, por la habilidad de aumentar la IgA. Nos referimos al beta glucano.

Aunque faltan investigaciones, hay un fuerte consenso de que los hongos pueden mejorar nuestra protección contra los virus y otros invasores extraños.

El beta glucano también se puede encontrar en una gran cantidad de avena, algas, cebada y levadura nutricional.

Los hongos también contienen muchos otros fitonutrientes, vitaminas y minerales. El consumo regular de los hongos demuestra, según algunos estudios, que tiene muchos beneficios, y no tienes que consumirlos de forma diaria para que funcione. Es suficiente comer hongos un par de veces a la semana. Como sucede con otros alimentos, es buena idea variar en el tipo de hongo que se consume, ya que tienen pequeñas diferencias en cuanto a su composición nutricional.

Verduras allium

"Allium" se refiere a la familia de los ajos que abarca aproximadamente unas 500 especies, pero los más conocidos son el ajo, la cebolla, el echalote, el puerro y el cebollín o cebolleta. Aunque estos vegetales, en especial el ajo y la cebolla, comparten algunas propiedades moleculares como los polifenoles y los flavonoides, el ajo es el más estudiado y en el que se concentran los estudios.

Históricamente, el ajo ha sido utilizado por sus propiedades para mejorar el sistema inmune y en contra de las infecciones, además de que ha sido utilizado como remedio durante muchas epidemias como las de tifoidea, disentería, cólera e influenza.

Se ha establecido que el ajo tiene propiedades antibacterianas, antihongos, antiparásitos e incluso antivirales.

Dos de los virus más comunes que parece combatir son el rinovirus (el causante del resfriado común) y el virus de la influenza. Ambos causan infecciones en nuestro sistema respiratorio.

El problema es que los estudios se han realizado en condiciones de laboratorio. Cuando los infectados, los alimentos que ingerimos no siempre entran en contacto directo con el virus, por lo que no es una respuesta sencilla. Parece que la forma en la que consumimos el ajo puede ser el factor decisivo.

. . .

A pesar de las conclusiones de los científicos, podemos establecer los efectos beneficiosos del ajo desde otra perspectiva. Primero, muchos de los estudios con suplementos de ajo se basan en la alicina, uno de los componentes activos del ajo. Este componente se considera el responsable de la mayoría de la actividad farmacológica de este vegetal. La alicina es un tipo de compuesto organosulfurado. Estos compuestos tienen efectos antiinflamatorios.

El ajo también tiene la habilidad de activar el gen relacionado con la inmunidad, el receptor de hidrocarburos de arilos (AhR). No obstante, con el ajo, esta propiedad se activa más en las mujeres que en los hombres, aunque es beneficioso para ambos.

La cantidad necesaria para ganar estos beneficios inmunes son alrededor de dos dientes de ajo pequeños o uno grande, y se debe consumir crudo. Se necesitan aproximadamente tres veces más de ajo rostizado que del crudo para tener la misma cantidad de alicina, y alrededor de cinco veces la cantidad de ajo hervido. No obstante, existe un método de cocción que degrada la alicina muy rápido, tanto que es suficiente para que desaparezca: freírlo.

Alimentos para el microbioma

. . .

A pesar de su preparación, el ajo es un alimento rico en prebióticos, contiene fructanos y oligosacáridos, los cuales pueden estimular el crecimiento de microbios amigables en el tracto digestivo, que a su vez pueden ayudar al microbioma. Como ya sabemos, el microbioma es responsable en gran parte del funcionamiento correcto de nuestro sistema inmune.

Alcohol

Beber alcohol con moderación, unos 40 a 50 ml de bebida alcohólica, siempre ha sido asociado con beneficios para la salud. Se dice que disminuye el riesgo de la mortalidad o que alarga la vida.

Según los muchos estudios realizados, abstenerse de alcohol parece ser menos beneficioso que beber un poco. No obstante, abstenerse por completo es más beneficioso una vez que el límite de moderación de una o dos bebidas es excedido.

Sin embargo, la mayoría de los estudios estaban sesgados al incluir antiguos bebedores ahora abstemios y a personas que nunca habían bebido alcohol. Existe una simple explicación para la invalidez, o al menos una duda, sobre estos estudios. Las personas que tenía problemas de salud o enfermedades crónicas a largo plazo es más probable que dejen de beber. Esto hace que los que beben alcohol queden mejor parados que los que no beben nada de alcohol.

Una gran cantidad de alcohol interrumpe la relación entre los microorganismos y el sistema inmune intestinal, también daña las células epiteliales y el recubrimiento de los intestinos. Cuando esta barrera se ve dañada, pueden colarse las bacterias, lo cual detona una respuesta del sistema inmune, lo que resulta en inflamación. Este tipo de inflamación es una carga innecesaria para el sistema inmune por un largo periodo de tiempo. Beber poco no hace daño, pero perder mucho alcohol y por mucho tiempo, causa mayor riesgo al sistema inmune.

La inflamación consecuente no es la misma que la inflamación aguda que surge de una herida y puede salvar la vida al acelerar la sanación y controlar la infección.

Ya que el alcohol pasa a través de los intestinos, las consecuencias que ocurren dentro no son sorprendentes. Sin embargo, lo que sí puede ser una sorpresa son los efectos directos del alcohol en nuestro tracto respiratorio. El alcohol puede afectar la función ciliar en nuestras vías respiratorias superiores. Los cilios son pequeñas partículas como pelo que cubren las células epiteliales y que pueden ayudar a limpiar las vías respiratorias al retirar patógenos, toxinas y otras partículas.

Al mismo tiempo, el alcohol puede dañar las vías respiratorias inferiores al debilitar las células epiteliales y, por lo tanto, la función de barrera del recubrimiento interno. En otras palabras, nuestras vías respiratorias y pulmones se vuelven más susceptibles a las infecciones, como la neumonía. En consecuencia, cualquier complicación dentro de los pulmones suele empeorar para aquellas personas que beben alcohol, a diferencia de las que no beben. Eso no son buenas noticias para quienes beben regularmente y quieren evitar contraer enfermedades respiratorias infecciosas.

Un último aspecto negativo del alcohol, es que puede alterar la absorción del zinc, pues promueve su expulsión por medio de la orina. Como veremos posteriormente, el zinc es un componente vital en nuestro sistema inmune, por lo cual debemos cuidar nuestro consumo de alcohol.

7

La dieta óptima

En realidad, no existe tal cosa como una dieta o alimentación óptima. Esto se debe a que nadie puede decirnos exactamente lo que significa. Aun así, si existe algo como una dieta que es saludable y que nos puede ayudar. También existe una alimentación que es dañina, y existe la que no es ni buena ni mala.

Como explicamos en el capítulo 2, si un alimento aumenta nuestra producción de radicales libres, o si no contiene suficientes antioxidantes para compensar la producción de los mismos, eso contribuye al estrés oxidativo, por lo que es dañino.

Todavía podemos comer algunos de nuestros alimentos y bocadillos favoritos que no son ideales, pero entre más consumimos, más dañino se vuelve. Por suerte, existen algunos lineamientos que nos pueden ayudar.

Una comida alta en alimentos refinados, carne procesada, proteína animal y grasas, puede producir un exceso de radicales libres o, al menos, no escapa de proporcionar los suficientes antioxidantes para combatirlos.

Si realmente queremos mejorar nuestra salud y hacer que nuestro sistema inmune sea la mejor máquina para combatir los virus, se puede lograr, pero necesitamos cambiar nuestra perspectiva. En este caso, el método de priorización progresiva (MPP) puede ayudar.

Los alimentos a los que le damos prioridad suelen terminar en nuestro plato bien representados. Si queremos implementar un cambio, necesitamos comenzar a darle prioridad a los alimentos más saludables, seguidos de otros más o menos saludables, con la menor prioridad a los que son dañinos. Este es el método de priorización progresiva.

Debido a que le damos prioridad a los alimentos ricos en antioxidantes, debe haber una mayor cantidad de nuestro plato. Esto significa que si queremos añadir un alimento con menos antioxidantes, claro que podemos añadirlo si todavía queda espacio. Simplemente se trata de cambiar nuestras prioridades de tal manera que los ingredientes con menor prioridad tengan menos probabilidad de terminar en nuestra alimentación o que interrumpan el balance de nuestras comidas. Así podemos contraatacar los radicales libres y apoyar a nuestro sistema inmune.

El objetivo es centrarnos en los alimentos de vegetales integrales, los tubérculos, granos integrales, legumbres, nueces, semillas, frutas y verduras. Todavía podemos comer alimentos refinados, dulces, alimentos de origen animal y comida chatarra. La diferencia es que no le damos prioridad a estos últimos, por lo que comemos menos de ellos.

8

Vitaminas y minerales

Suplementos

A todos nos gustan las soluciones rápidas. Imagina que puedas tomar suplementos y tener que preocuparte por tu alimentación. Los hábitos saludables de alimentación y de estilo de vida requieren tiempo para volverse una segunda naturaleza. No es algo que resulte para todas las personas. Una solución rápida a un posible problema y es mucho más tentador que una solución que requiere semanas o incluso meses. Puede ser que exista esta opción, hasta cierto punto.

Los micronutrientes, las vitaminas y minerales son esenciales para nuestro cuerpo.

Participan en una gran cantidad de procesos cómo el metabolismo de los carbohidratos, grasas y proteínas; el desarrollo de las células; la estabilidad genómica; la síntesis y la reparación del ADN; y muchas cosas más.

Las vitaminas y los minerales también pueden afectar la inmunidad, lo cual se vuelve evidente cuando estamos cortos de estos componentes esenciales, lo que resulta en una deficiencia. Una cantidad adecuada de vitaminas y minerales es muy importante para asegurar el funcionamiento apropiado de las células inmunes.

Las deficiencias de micronutrientes dañan las defensas inmunológicas, haciendo que seas más susceptible a las infecciones, sin importar tu edad. Consumir suplementos de vitaminas o minerales es una práctica muy común. Puede ser algo beneficioso hasta el punto de llegar a evitar el desarrollo de enfermedades. En contraste, también puede contribuir al desarrollo de enfermedades. Todo depende de varios factores.

Primero, debemos hacer una distinción entre el consumo a corto y a largo plazo.

Consumo a corto plazo

. . .

Los suplementos multivitamínicos y minerales no provocan un daño a corto plazo. Las consecuencias negativas aplican en su mayoría al consumo a largo plazo. No obstante, el consumo a corto plazo también tiene sus desventajas.

La solución rápida no siempre funciona, pues a veces puede provocar daño. Necesitamos distinguir entre el daño directo y el daño indirecto. Si consumir un suplemento afecta de forma negativa la calidad de nuestra alimentación, estamos provocando un daño indirecto en nosotros mismos. Esto lleva indirectamente a un sistema inmune debilitado por qué no le damos prioridad a los alimentos que contribuyen al funcionamiento adecuado del sistema inmune. En pocas palabras, podemos sabotearnos por el simple hecho de consumir un suplemento multivitamínico.

Si no tenemos una idea clara de nuestro consumo de nutrientes, no sabemos las consecuencias que pueda tener el consumo de un suplemento.

Una calculadora nutricional en línea es una forma bastante directa que te puede ayudar a calcular tu consumo de nutrientes. No necesitas ser un médico profesional para comprenderlo. Más adelante explicaremos cómo utilizarla.

Consumo a largo plazo

. . .

Los estudios han demostrado que el consumo de suplementos a largo plazo puede aumentar el riesgo de desarrollar cáncer y enfermedades cardiovasculares. El problema surge cuando consumimos vitaminas y minerales que no necesitamos.

Claro, a los problemas de deficiencias se pueden evitar con los suplementos. Probablemente esta es la mejor opción para las personas con menos recursos, pues pueden curar enfermedades si existe una deficiencia en general. No obstante, los alimentos que contienen vitaminas y minerales tienen el poder de protegernos contra de las enfermedades, y eso suelen estar disponibles para el resto de las personas.

Esto es consistente con el concepto de la sinergia alimenticia, en el cual todos los nutrientes y los fitoquímicos afectan al cuerpo humano de forma coordinada.

Si todas las vitaminas y minerales están presentes, nuestro cuerpo puede desempeñar todas sus funciones básicas. Las vitaminas y los minerales, aunque son esenciales, sólo son una parte del todo. En contraste, los alimentos contienen cientos o miles de otras partes además de vitaminas y minerales.

. . .

Muchas personas consumen suplementos multivitamínicos en vez de concentrarse en lo que comen. Pero esto no es tu culpa, la mayoría se debe a los comerciales y los efectos placebo, pues los consumidores no han sido informados apropiadamente.

Antes de tomar suplemento se debe considerar lo siguiente:

- los patrones alimenticios
- la salud intestinal en general
- los factores del estilo de vida
- la calidad de los suplementos
- la dosis de los suplementos

Si nuestro consumo de vitaminas y minerales en nuestra alimentación es inadecuado, necesitamos un cambio. Incluso las deficiencias mínimas pueden afectar nuestra inmunidad. Es mejor que los cambios lleguen primero por nuestra alimentación, pero si no se pueden implementar los cambios alimenticios a corto plazo, puede ser necesario el consumo de suplementos.

Nuestra salud y nuestro estilo de vida afectan de gran manera nuestros requerimientos de micronutrientes.

Las circunstancias que afectan estos requerimientos implican los siguientes factores:

- Estrés
- Infecciones virales u otras
- Enfermedades serias
- Contaminación del aire
- Falta de sueño
- Actividad física
- Lesiones
- Trastornos gastrointestinales u otros problemas digestivos
- Enfermedades crónicas, como enfermedad cardiaca, diabetes, cáncer
- Consumo crónico de alcohol
- Alimentos que contienen ácido fítico
- Anorexia
- Embarazo
- Lactancia
- Fumar
- Edad

Como puedes ver, existen muchos factores involucrados en nuestros requerimientos de micronutrientes.

Es muy probable que en la mayoría de nosotros tengamos algún tipo de requerimiento aumentado.

Por último, la calidad y la dosis de los suplementos también es algo a considerar cuando tomamos suplementos. Si nuestra dieta es de calidad moderada y tenemos una ligera deficiencia de vitaminas y minerales, tomar dosis muy altas no es buena idea.

Por todas estas razones, siempre es mejor consultar con un médico profesional que sepa de suplemento.

Aun así, hay cosas que puedes hacer tú mismo: puedes determinar si tu consumo de vitaminas y minerales es suficiente. La calculadora de nutrientes en línea proporciona información que necesitas para conocer tus hábitos alimenticios en tu patrón alimenticio. Básicamente, sólo necesitas ingresar los alimentos que comes y el programa calcula tu consumo de vitaminas y minerales. A continuación, una guía para utilizarla.

Cómo utilizar una calculadora nutricional en línea

Existen varias calculadoras nutricionales en línea y gratuitas. Una de ellas es Cronometer. Para obtener resultados más precisos y útiles, debes seguir uno de los siguientes pasos:

- Por día, ingresar a todos los alimentos, aperitivos y bebidas, sin excepción
- Procesar al menos dos días laborales o días en los que tengas más regularidad en tu alimentación
- Procesar al menos un día de fin de semana o un día que sea diferente a tus días regulares

- Procesar al menos tres días si todos tus días son similares

En esta guía, primero veremos cómo encontrar e ingresar los alimentos para que el programa pueda calcular los micronutrientes. Generalmente, los programas te piden la cantidad de comensales, el alimento (normalmente están divididos por categorías), y la cantidad que se consume de ese alimento. Puedes añadir todos los ingredientes de tu comida y bebida.

Después de haber ingresado todas las cantidades, verás la información nutricional de todos los elementos que componen tu comida. Aquí encontrarás información respecto a tu consumo de macronutrientes (carbohidratos, proteínas y grasas) y consumo de micronutrientes (vitaminas y minerales).

Dependiendo del programa que utilices, el formato será diferente, pero podrás ver que marca las deficiencias y los excesos de los elementos que consumes. Esto es para una sola comida, y estos resultados no tienen un significado importante por sí mismos. Sin embargo, si es una tendencia recurrente en el resto de tus días, entonces debes poner más atención.

. . .

Si notas que hay algún elemento muy bajo en tu alimentación, puede buscar en línea los alimentos que sean ricos en ese nutriente, por ejemplo, vitamina E o calcio.

Como hemos mencionado antes, es probable que muchos de nosotros tengamos un requerimiento aumentado. No existe una cantidad ideal o específica en estos casos. De hecho, es imposible establecer una cantidad específica debido a las diferencias individuales. Sin embargo, para estar seguros, sería mejor tener como objetivo 10% o 20% más.

Menciones especiales

Micronutrientes específicos, o vitaminas y minerales, suelen ser promocionados como mejoras para el sistema inmune según los medios y el internet, en el que suelen mencionar sus beneficios inmunoprotectores. Muchos micronutrientes están involucrados en la inmunidad: las vitaminas A, C, D, E, B6 y B12, y los minerales folato, zinc, hierro, cobre y selenio juegan un papel muy importante que suele ser sinérgico en cada etapa de la respuesta inmune.

A pesar de que muchos micronutrientes están involucrados en la inmunidad, la mayor atención se dirige a las vitaminas C, D y el zinc. Probablemente esto se deba a que son los que muestran más evidencia de apoyo para el sistema inmune. Se suele decir que estos micronutrientes son esenciales para brindar protección adicional en contra de los virus. Por lo tanto, se cree que consumir suplementos de estos micronutrientes en específico ayuda a la protección en contra de infecciones respiratorias. Por desgracia, esto podría no ser cierto.

En esta sección vamos a analizar la precisión de esta información y cómo se traduce en un consejo práctico.

Zinc

El zinc contribuye al crecimiento normal en la infancia y también influye en el crecimiento de los genitales. La deficiencia de zinc es la más común en los países en desarrollo. Se estima que, en todo el mundo, dos mil millones de personas se ven afectadas. Sin embargo, los países desarrollados no se escapan por completo de la deficiencia del zinc, en especial las personas mayores.

Una deficiencia moderada de zinc puede afectar la inmunidad, pues los glóbulos blancos no pueden funcionar de forma apropiada sin la cantidad suficiente de zinc. Por ejemplo, una deficiencia moderada de zinc ha demostrado cambios en la expresión de más de Emily genes relacionados con el desarrollo y la respuesta de las células T. Las células T son un tipo de glóbulos blancos que forman una parte fundamental del sistema inmune que es capaz de controlar la reacción inmune, pues le dan instrucciones a otros glóbulos blancos.

. . .

Hoy en día, es bien sabido que el zinc es esencial para un buen funcionamiento del sistema inmune. Juega un papel importante en la síntesis del ADN y ARN, síntesis de proteínas y otras funciones celulares. Existen varias enfermedades infecciosas que están relacionadas con la deficiencia de zinc, como la malaria, el VIH, tuberculosis, neumonía, shigella, leishmaniasis y sarampión.

Eso no significa que la deficiencia de zinc provoca esas enfermedades, pero sí nos hacen más propensos a ellas.

Aunque los suplementos de zinc mejoran nuestro sistema inmune cuando existe una deficiencia, irónicamente pueden empeorar el funcionamiento del sistema inmune. Si consumimos mucho zinc, el resultado puede ser una deficiencia de cobre debido a la interacción de estos dos minerales dentro de nuestro cuerpo. El cobre también está involucrado en el funcionamiento óptimo de las células inmunes. Necesita haber un balance entre ambos para que haya un buen funcionamiento.

Respecto a los suplementos, el consumo tolerable máximo de zinc es de 40 mg para los adultos. La cantidad recomendada para hombres adultos es de 11 mg y para las mujeres es de 8 mg.

. . .

Un consumo excesivo puede llevar a la deficiencia de cobre, y si es un consumo excesivo de suplementos a largo plazo eso puede aumentar la probabilidad de hospitalización debido a los problemas relacionados con los órganos urinarios y los genitales.

Si estamos considerando tomar suplementos de zinc, sería útil primero tener una idea general de nuestro consumo de zinc con la calculadora nutricional para saber si debemos consumir y qué cantidad. Si nuestros resultados son consistentemente bajos en zinc, primero podemos intentar resolverlo con ajustes en nuestra alimentación.

Aunque hemos recomendado consumir 10% o 20% más, en ciertas situaciones necesitamos aumentar hasta un 50%. A los vegetarianos y a los veganos se les recomienda consumir hasta 50% más de zinc por medio de su alimentación. Esto se debe a que el ácido fítico, el cual se encuentra en panes integrales, cereales, legumbres y otros alimentos, se puede unir con el zinc e inhibir su absorción. Por lo tanto, la biodisponibilidad del zinc de los granos y alimentos vegetales es menor que la de los alimentos animales. Pero muchos alimentos vegetales o de granos son excelentes fuentes de zinc, en especial si son fermentados o germinados.

. . .

El príncipe de los ladrones

El fitato se roba los nutrientes, aunque no es tan sencillo. Aunque se roba los nutrientes, lo hace por una buena causa. Los beneficios del ácido fítico son los siguientes:

1. Sus propiedades anti cancerígenas
2. Propiedades para proteger los huesos
3. Aumento de absorción con vegetales allium

Ya sabemos que la vitamina B8 aumenta el efecto de varios tratamientos de quimioterapia. El segundo beneficio de los fitatos se relaciona con la salud de los huesos. Las personas que son más susceptibles a la desmineralización de los huesos son las mujeres postmenopáusicas. Un estudio demostró que un consumo elevado de fitato mejoró bastante la salud de los huesos en este grupo vulnerable.

El último factor se relaciona con la absorción del zinc.

Existe una cooperación entre las verduras allium y los fitatos. Este tipo de verduras pueden aumentar la absorción de zinc de los granos y legumbres, sin importar su contenido de fitatos. Así pues, tanto el ajo como la cebolla pueden aumentar la biodisponibilidad del zinc que se encuentra en estos alimentos.

. . .

Vitamina C

Consumir suplementos de vitamina C (ácido ascórbico) equivalentes a diez naranjas grandes cada día puede prevenir que te resfríes y puede acelerar tu recuperación. Estas afirmaciones frecuentes suelen ser ciertas, pero sólo para algunas personas. Irónicamente, los suplementos de vitamina C también pueden ser dañinos para algunas personas. También afecta diferente a hombres y mujeres.

En circunstancias ordinarias, los suplementos de vitamina C se consumen de forma oral. Existe evidencia de que una dosis elevada de estos suplementos puede ser efectiva para la recuperación de una infección respiratoria. Una dosis menor parece no funcionar.

Durante una infección, nuestro metabolismo de la vitamina C se ve alterado, lo que resulta en menores niveles de este componente. Si los niveles ya son bajos, es probable que los suplementos puedan proporcionar un efecto protector más profundo. Esto se debe a que las infecciones disminuyen los niveles de vitamina C. La infección viral solamente es la que detona los efectos negativos. Eso significa que si nuestros niveles de vitamina C son los adecuados, puede ayudar a prevenir la enfermedad.

La cantidad recomendada de vitamina C se encuentra entre los 40 y los 110 mg. En perspectiva, una naranja grande contiene 100 mg. El consumo recomendado ayuda a prevenir los síntomas de deficiencia como la anemia, infecciones, sangrado de encías, una mala sanación de heridas y el escorbuto. El término escorbuto se utiliza para las enfermedades que resultan de una deficiencia prolongada de vitamina C.

Los síntomas del escorbuto incluyen pérdida de dientes, una mala sanación de heridas, cambios emocionales y depresión. Incluso puede llevar a la muerte. Por suerte, solamente una pequeña cantidad de vitamina C (10 mg) es necesaria para prevenir el escorbuto.

Existe un grupo de personas que se beneficia claramente de los suplementos de vitamina C en cuanto a mejorar la inmunidad. Estas personas son quienes realizan ejercicio físico intenso. Puede haber dos razones para este resultado. Como hemos explicado antes, el ejercicio intenso nos puede hacer más susceptibles a enfermar de gripe, por lo que el riesgo reducido tiene sentido en este contexto debido al impacto positivo que tiene la vitamina C en nuestro sistema inmune.

La segunda razón es que los niveles de vitamina C pueden disminuir en el cuerpo en los días siguientes a un ejercicio intenso o prolongado.

. . .

Si, para empezar, los niveles no son óptimos, eso puede llevar fácilmente a un desequilibrio de vitamina C, lo que lleva a un sistema inmune debilitado. Por lo tanto, para las personas que realizan ejercicio intenso, puede ser buena idea consumir más vitamina C para mejorar su protección general.

Otras investigaciones han demostrado que 200 mg de vitamina C pueden ser un mejor consumo para la persona promedio, porque el cuerpo todavía puede utilizar lo que queda. Es el doble de lo recomendado, pero, para la mayoría de nosotros, puede ser que necesitemos más debido a varios factores que pueden influenciar en la absorción con nuestros requerimientos. Estos factores son:

- Fumar
- Lactancia
- Una mala digestión o absorción
- Estrés
- Consumo regular de alcohol
- Presencia de fiebre u otras enfermedades virales
- Intoxicación de metales pesados
- Uso de medicamentos como antibióticos o analgésicos

Es muy probable que tengas uno o más de estos factores. Se estima que 450 millones de personas en todo el mundo experimentan algún tipo de depresión, ansiedad o estrés. También se sabe que la prescripción de analgésicos o calmantes ha aumentado dramáticamente en los últimos años. Y no hemos considerado la cantidad de fumadores y bebedores.

Así pues, 200 miligramos parece una cantidad realista para la persona promedio. Medio pimiento amarillo puede ser suficiente para encubrir de esa cantidad. Si le añadimos verduras de hoja verde y frutas es seguro que sobrepasamos esa cantidad y podemos compensar los problemas de absorción de los requerimientos.

No es muy claro si consumir suplementos, además de estos cambios en la alimentación, tienen un beneficio en la persona promedio.

Sin embargo, algo que queda claro es que la vitamina C es una parte importante de nuestro sistema inmune y ayuda a combatir las infecciones. Por lo tanto, es evidente que necesitamos una cantidad suficiente de vitamina C para que nuestro sistema inmune lidie con los patógenos y los invasores. Además, la actividad antioxidante de la vitamina C es muy importante en muchos tejidos como los pulmones, donde suelen comenzar las infecciones virales.

Algunas creencias sobre la vitamina C son falsas y pueden ser perjudiciales. Una creencia común que persiste en la actualidad es que simplemente orinamos el exceso de vitamina C, por lo que no existe algo como un consumo excesivo. Eso no es completamente cierto.

La evidencia muestra que el consumo diario de suplementos de vitamina C de 1,000 mg o más puede duplicar el riesgo de tener una enfermedad de riñón en los hombres. No obstante, no queda muy claro si existe el mismo riesgo con las mujeres.

Las piedras en el riñón son comunes y han aumentado en las últimas décadas.

Se cree que la alimentación juega un papel muy importante en el desarrollo de esta complicación. Se cree que los suplementos de calcio, el sodio de la sal, la fructosa, las bebidas edulcoradas y tal vez la proteína animal ayudan a aumentar el riesgo de la formación de piedras en el riñón.

El rol de los suplementos de vitaminas que pueden influir en el aumento del riesgo de la formación de piedras en el riñón es por medio de la metabolización de oxalatos o ácido oxálico. La vitamina C se metaboliza, en parte, a oxalatos y luego se excreta en la orina.

. . .

La cantidad de oxalatos que se excretan en la orina es importante para la formación de las piedras en el riñón, ya que es uno de los elementos que las conforman.

Por lo tanto, el riesgo puede incrementar debido a que una parte de la vitamina C se convierte en oxalatos y se añade a la carga de los oxalatos ya presentes. La vitamina C es necesaria, pero un exceso de ella puede volverse perjudicial.

Algunos individuos son más susceptibles que otros debido a su microbioma personal, pues éste es muy importante para la degradación de los oxalatos. Así que, si tenemos problemas intestinales, tenemos sensibilidad alimentaria o una enfermedad autoinmune, eso puede indicar que nuestro microbioma está desbalanceado. Si este es el caso, la habilidad de nuestro cuerpo para degradar los oxalatos puede estar comprometida. Eso aumenta el riesgo de desarrollar piedras en el riñón al tomar dosis elevadas de vitamina C diariamente. Al menos podemos reducir el consumo de alimentos altos en oxalatos si somos sensibles al desarrollo de piedras en el riñón.

Ten en cuenta que los oxalatos no son el problema por sí mismos, pero pueden agravar los problemas ya existentes. Lo mejor sería recuperar la salud de nuestro microbioma para que se puedan resolver o evitar estos problemas.

. . .

Aun así, los científicos recomiendan a los hombres que consigan la vitamina C por medio de los alimentos y no por medio de suplementos.

Vitamina D

Las autoridades advierten de la exposición prolongada al sol porque aumenta el riesgo de cáncer de piel. No obstante, la exposición al sol también permite que nuestro cuerpo produzca la vitamina D. Si nuestros niveles de esta vitamina son demasiado bajos, podemos aumentar el riesgo de otros tipos de cáncer y la mortandad. La ironía es que, al no exponernos al sol, han aumentado las personas que sufren de deficiencia de vitamina D.

En muchos animales y en los humanos existe un receptor de vitamina D en casi todas las células, y la habilidad para producir la forma activa de la vitamina D, la cual es una hormona.

La vitamina D es más conocida por su habilidad para influenciar en la salud de los huesos. El calcio sólo puede ser utilizado de forma suficiente para nuestros huesos en la presencia de la vitamina D. Los niveles bajos de vitamina D reducen la densidad de los huesos y se le asocia con el riesgo de fracturas, como es evidente en las personas mayores.

Investigaciones más recientes consideran que los niveles bajos de vitamina D pueden significar un factor de riesgo para enfermedades como el cáncer, enfermedades cardiovasculares, diabetes, hipertensión, enfermedades autoinmunes, trastornos del metabolismo y enfermedades infecciosas causadas por una menor inmunidad. Eso significa que los virus respiratorios también tienen una mayor posibilidad para adherirse a las células epiteliales en nuestras vías respiratorias y causar una infección.

La vitamina D es importante para el funcionamiento inmune. Sin embargo, entre más viejos nos hacemos, nuestro cuerpo se vuelve menos eficiente para producir vitaminas D por medio de la exposición al sol. Específicamente, en personas mayores a los 80 años, existe una reducción del 50% en la producción de vitamina D.

Como hemos explicado antes, los receptores de esta vitamina se localizan en casi todas las células de nuestro cuerpo, incluso en nuestro sistema inmune. Eso significa que los glóbulos blancos también pueden convertir la forma inactiva de la vitamina D a su forma activa biológicamente.

Toda la vitamina D que entra en nuestro cuerpo por medio de la luz solar, alimentos o suplementos todavía no ha sido activada. Eso sucede dentro de nuestro cuerpo.

. . .

La forma biológicamente activa de la vitamina D es la involucrada en la modulación de nuestro sistema inmune y la habilidad para controlar su funcionamiento en diferentes niveles. Una forma para hacerlo es aumentar la habilidad fagocítica de las células inmunes.

Este es el proceso en el que los glóbulos blancos la absorben por completo a los vídeos, para que se queden atrapados dentro de ellos. Esta es una parte importante de nuestro sistema inmune que nos permite analizar y neutralizar una amenaza con una gran variedad de herramientas.

Otra forma importante en la cual la vitamina D puede influenciar en nuestra inmunidad es al reforzar la función de barrera de las células epiteliales, en particular en nuestros ojos y en el tracto intestinal.

Las investigaciones también sugieren que la vitamina D participa en una relación compleja entre la microbiota que vive en los intestinos y la modulación del sistema inmune. El funcionamiento correcto de esta parte del cuerpo se asegura en gran parte que el sistema inmune funcione de manera apropiada.

La vitamina D puede regular compuestos específicos que contribuyen al fortalecimiento del sistema inmune.

. . .

Uno de estos compuestos, el péptido antimicrobiano catelicidina, aumenta la actividad antimicrobiana de algunos glóbulos blancos, pero también tienen propiedades antimicrobianas por sí misma, incluso en contra de algunos tipos de virus.

La catelicidina no sólo aumenta en nuestra barrera protectora de las células epiteliales, sino también en nuestras células de los ojos y de los pulmones.

Estos péptidos antimicrobianos y otros compuestos regulados, llamados defensina, pueden disminuir la habilidad de un virus para replicarse y reducen las propiedades inflamatoria de las partículas llamadas citocinas, mencionadas anteriormente, las cuales causan inflamación que puede dañar el recubrimiento de los pulmones.

La vitamina D es única porque nuestra piel puede fabricarla a partir de la exposición a la luz del sol, a diferencia de otras vitaminas, razón por la cual la vitamina D técnicamente es una hormona. Nos sirve para tener precaución y asegurarnos de mantener los niveles adecuados de vitamina D, en especial durante los momentos en los que la exposición al sol es reducida o la luz del sol no es suficientemente fuerte.

. . .

Para establecer cómo podemos llegar a una ingesta adecuada de vitamina D, necesitamos comprender por qué es diferente de las otras vitaminas. En la naturaleza, los niveles de la vitamina D siempre han dependido principalmente de la luz solar. La principal causa de la falta de ella es falta de luz solar, ya que una cantidad limitada de alimentos contienen naturalmente la vitamina D. Su producción, la cual inicia cuando la luz del sol toca nuestra piel, se ve influenciada por los siguientes factores:

- Componentes genéticos
- Latitud geográfica en la que nos encontramos
- Estación del año
- Color de piel
- Estilo de vida, como el uso de protector solar y el tipo de ropa

Entre más lejos extremos del ecuador, más débil es la luz solar, en especial durante los meses fríos del año.

Entre más oscuro es el color de nuestra piel, necesitamos más luz solar para producir una cantidad adecuada de vitamina D.

Debido a que los niveles de vitamina D dependen de estos factores, los niveles tienden a ser menores durante el invierno y mayores durante el verano.

. . .

Establecer una cantidad adecuada de vitamina D es un problema si nos quedamos con los niveles recomendados y no consideramos todo lo anterior.

Consumo recomendado de vitamina D

En los botes de suplementos, la vitamina D suele representarse con UI, lo que se refiere a unidades internacionales. Las recomendaciones varían según los países. No obstante, el máximo tolerable se establece en 4,000 UI debido a que un consumo superior a eso puede tener un efecto tóxico. La importancia de estos números queda más clara cuando determinamos el consumo óptimo de vitamina D.

Los suplementos generalmente son una forma más confiable de obtener suficiente vitamina D, ya que muchos de nosotros no nos exponemos lo suficiente a la luz solar para producir una cantidad adecuada. En caso contrario, utilizar protector solar puede reducir o detener la producción de vitamina D.

Si vives cerca del ecuador, este podría no ser un problema para ti, pero si vives lejos, existe una mayor probabilidad de que tus niveles de vitamina D no sean los adecuados, en especial en invierno.

. . .

Por lo tanto, los suplementos de vitamina B pueden ser la mejor solución para algunas personas para fomentar sus niveles. El objetivo sería un consumo de 600 a 800 UI de vitamina D por medio de los alimentos y suplementos, de acuerdo con varios lineamientos. Esta recomendación se basa en la exposición mínima a la luz solar. Sin embargo, esta cantidad puede no ser suficiente para llegar a un nivel óptimo. Esto se debe a que la mayoría de los estudios fueron diseñados considerando la prevención de enfermedades, como las osteoporosis. Obviamente, esto es algo bueno, pero la ausencia de enfermedades no significa una buena salud.

Según los estudios, los niveles ideales en los que no hay problemas de mineralización en los huesos se alcanzan con un mínimo de 1,800 UI de vitamina D diariamente. Puede ser seguro tener como objetivo un nivel un poco más elevado, ya que queremos que todo el mundo tenga una buena salud ósea y también un sistema inmune óptimo.

En una cantidad demasiado elevada puede ser tóxica.

Eso se debe a que nuestros cuerpos no pueden regular la vitamina D de los suplementos de la misma forma que la vitamina D de la exposición al sol. Un exceso de exposición al sol, aunque tienen problemas potenciales por sí mismo, no puede resultar en una intoxicación por vitamina D. Nuestro cuerpo puede regular la vitamina D de la exposición al sol, a diferencia de las que se obtiene de los alimentos y suplementos. Por lo tanto, puede ser seguro mantenerse bajo los 4,000 UI diariamente, lo cual es el máximo tolerable en la mayoría de los lineamientos.

Los niveles recomendados pueden no ser suficientes para las personas con problemas en los huesos, e incluso puede ser más bajo para su salud general y funcionamiento inmune. La cantidad perfecta de vitamina D es difícil de establecer, pero considerando toda la información, puede variar entre las 1,800 UI a 4,000 UI si no nos exponemos mucho a la luz del sol.

Estrategias no reconocidas para protegerse del sol

Las advertencias de salud para reducir la exposición al sol son limitadas. Se concentran en evitar la luz del sol, aplicar bloqueador solar y ropa para cubrir la piel. Pero esto pasa por alto dos factores protectores importantes que reducen nuestro riesgo para las quemaduras solares.

El primer factor es la aclimatación al sol. Una aclimatación inadecuada a la radiación ultravioleta en la vida diaria conlleva el riesgo de quemaduras solares y su correspondiente aumento de riesgo de cáncer de piel.

. . .

Aclimatarse lentamente a la luz solar y a su radiación ultravioleta disminuye el riesgo a las quemaduras, por lo que mejora la protección general.

El segundo factor de protección es la alimentación. La radiación ultravioleta de la luz solar puede dañar nuestras células en nuestro ADN, reduciendo los antioxidantes almacenados en nuestra piel y en nuestra sangre. Esta es otra razón para consumir más alimentos ricos en antioxidantes, como frutas, verduras, legumbres y nueces.

Por lo tanto, los alimentos ricos en antioxidantes pueden contrarrestar el daño causado por el sol.

Respecto a las quemaduras por el sol, nuestro sistema inmune se activa cuando esto ocurre. Los glóbulos blancos llamados neutrófilos comienzan a acumularse en la piel afectada por la quemadura solar, donde causan inflamación. Como hemos mencionado antes, los antioxidantes tienen la habilidad para reducir la inflamación y el daño que ocurre como resultado. Si nuestro nivel de antioxidantes ya de por sí es bajo, tiene sentido que seamos más propensos a desarrollar quemaduras por la exposición a la luz solar.

Otro componente que parece ser protector es el omega 3, del cual ya hemos hablado. Este ácido graso esencial parece ofrecer protección por medio de sus propiedades anti inflamatorias.

Sólo nos queda cubrir el protector solar. El protector solar tiene sus ventajas porque puede prevenir las quemaduras por luz solar durante los momentos en los que estamos más expuestos a ella. No obstante, también tiene sus desventajas:

1. Reduce la aclimatación a la radiación ultravioleta, por lo que aumenta tu riesgo a las quemaduras solares cuando no te aplicas protector solar
2. Reduce la producción de vitamina D en la piel, por lo que posiblemente contribuye a la deficiencia de vitamina D cuando se usa protector solar en exceso
3. A pesar de ser capaz de prevenir las quemaduras por luz solar, no existe evidencia consistente de que disminuya el riesgo del cáncer de piel tipo melanoma, aunque existe evidencia de que puede proteger en contra del cáncer de piel que no es melanoma

9

Todo o nada

PRIMERO QUE NADA, debes deshacerte de la mentalidad "todo o nada". No se trata de ser perfectos. Es muy difícil para nosotros aceptar voluntariamente cualquier cambio que tenga este tipo de mentalidad.

Es mejor establecer objetivos más realistas para no decepcionarnos. Aunque no logremos las cantidades ideales, no debemos rendirnos porque no lo hacemos de forma perfecta. Los pequeños cambios también nos benefician y reducen las consecuencias negativas.

Todo se reduce a esto: un mayor cambio puede ser mejor que un cambio pequeño, pero un cambio pequeño es mejor que ningún cambio.

Esto no significa que una perspectiva todo o nada sea

ineficiente para todos. Algunas personas tienen buenos resultados con esta técnica. Es un método más exigente en el que se tienen que considerar muchos factores.

Tenemos que darnos la oportunidad de acostumbrarnos a una nueva rutina que podamos manejar. El riesgo de tomar mucho de una sola vez es que nuestra mente se resiste con más fuerza en el momento en el que se presenta un obstáculo. En consecuencia, perdemos la confianza. Entonces, es probable que regresemos a nuestros viejos hábitos.

Cuando intentamos crear un nuevo hábito, las expectativas poco realistas los puede llevar a rendirnos fácilmente durante la fase de aprendizaje. Esta fase de aprendizaje es muy importante, renunciar durante este momento lleva a la decepción, la cual disminuye la motivación para intentar crear un nuevo hábito.

Además, un pequeño cambio se implementa mucho más rápido que uno más grande.

Eso también puede ayudar a incrementar la autoconfianza y la motivación para seguir trabajando en los hábitos saludables. Tu sistema necesita mejorar con pequeños cambios, uno detrás de otro, poco a poco.

. . .

Recuerda que cualquier cambio que logras realizar es positivo. Para mantenerte en este camino, debes establecer una meta final sería irrealista y utilizar las técnicas de visualización que hemos explicado antes.

Existe evidencia de que establecer un objetivo para la conducta que quieres cambiar por ti mismo es más eficiente que cuando alguien la establece por ti.

Aprovecha tus dos herramientas más poderosas: emociones positivas y la gratitud. Eso aumenta tu motivación y fortalece tu compromiso con tus objetivos.

Si crees que tienes que ajustar algunas cosas durante el camino, y eso está bien. Siempre y cuando sigas avanzando, lograrás cualquier cosa que tengas en mente.

Como hemos explicado antes, se pueden llegar a requerir hasta diez semanas de ser consistentes diariamente, quizás un poco más si no es diario, antes de que se vuelva una segunda naturaleza.

Cada pequeño cambio que implementas te proporciona confianza y eso te permite crear un nuevo hábito. Para llegar a tu meta final, es probable que necesites crear varios hábitos saludables. Es algo posible para ti.

Conclusión

EXISTEN alimentos que ayudan a mejorar la salud de nuestro sistema inmune y para que funcione de forma óptima. También existen los alimentos que son perjudiciales y los que no son ni buenos ni malos.

No existen reglas fijas sobre qué alimentos podemos o no incluir en nuestra alimentación.

Sin embargo, la prioridad que le damos a estos tipos de alimentos y las cantidades puede tener un gran impacto en nuestra salud.

El método progresivo de priorización (MPP) es una gran herramienta de referencia que nos ayuda a saber cómo distribuir la cantidad de alimentos en nuestras comidas.

Primero debemos darle prioridad a los alimentos que más nos ayudan. Es decir, frutas, verduras, tubérculos, granos integrales, legumbres, hongos, nueces, semillas, hierbas y especias. La razón por la que es mejor darles prioridad a estos alimentos es que contienen compuestos únicos.

Aunque todos los alimentos aportan algo, algunos tienen una influencia más positiva en nuestro sistema inmune. Principalmente, los hongos, las verduras crucíferas y las verduras allium. Estos ayudan a las células de nuestro sistema inmune para fortalecer nuestras defensas en contra de virus y patógenos.

Los prebióticos son componentes en nuestros alimentos que no podemos digerir, pero sí pueden ayudar a nuestro microbioma, el cual es responsable de mantener la salud óptima de nuestros intestinos, donde se encuentra la mayoría de nuestro sistema inmune.

Si tenemos problemas intestinales, podemos reaccionar a algunos alimentos con prebióticos de forma negativa, lo que provoca problemas digestivos que pueden afectar nuestra inmunidad. Puedes concentrarte en los alimentos vegetales que puedes tolerar que buscar la ayuda de un nutriólogo profesional.

. . .

Los antioxidantes protegen a nuestras células inmunes y previenen que los radicales libres crezcan sin control.

Cuando los radicales libres no están balanceados con los antioxidantes provocan estrés oxidativo e inflamación crónica, lo cual se vuelve una carga para nuestro sistema inmune y nuestra salud en general. Los radicales libres causan un daño directo a nuestras células inmunes debido a la delicada membrana que rodea a estas células.

Esa membrana es una herramienta esencial de comunicación de las células inmunes. Los antioxidantes son muy importantes para su protección, pero los ácidos grasos esenciales son los que de verdad lo fortalecen, en particular, el omega 3.

Las nueces y semillas contienen mucho omega 3 y 6, además de que también aportan antioxidantes y prebióticos, lo que permite que las células inmunes se muevan mejor a través del cuerpo cuando es necesario.

También es conveniente consumir pescados y otros productos marinos de vida que contienen algunas formas de omega 3. Junto con los huevos, estos alimentos contienen vitaminas y minerales, aunque carecen de antioxidantes y prebióticos. Se debe tener cuidado al consumir estos productos debido a los contaminantes en el mar y porque pueden causar un desbalance entre los radicales libres y los antioxidantes.

Nuestra alimentación puede ser saludable, pero depende de la prioridad que le damos a los ingredientes. Los productos animales contienen vitaminas y minerales, pero carecen de antioxidantes y prebióticos, además de que generan radicales libres horas de la metabolización y digestión. Los granos refinados contienen bajas cantidades de nutrientes y carecen de antioxidantes y prebióticos. Los alimentos ultra procesados, como las bebidas edulcoradas, la comida chatarra y las frituras, suelen contener la menor cantidad de antioxidantes y prebióticos.

Es mejor reducir el consumo de estos alimentos y balancearlos con unos más nutritivos.

Una mejor alimentación incluye alimentos de origen vegetal, granos integrales, granos y semillas diariamente. Se puede consumir dos o tres veces a la semana pescados y mariscos, huevo y azúcares. Lo mejor es reducir la cantidad de lácteos y carnes al consumirlos unas cuantas veces al mes.

Es difícil definir una dieta perfecta, pues depende de tus necesidades particulares según tu estilo de vida y condiciones de salud. En algunos casos, puede ser necesario añadir suplementos para llegar a las cantidades recomendadas de micronutrientes. Se deben considerar las enfermedades, el estrés, la contaminación del aire, la falta de sueño, la actividad física, problemas digestivos, y enfermedades crónicas, consumo de alcohol y cigarro, además de la edad.

Una alimentación saludable y hacer ejercicio puede mejorar tu salud física y mental. Por lo tanto, son componentes muy importantes, en especial en momentos de estrés.

Para crear cualquier cambio, es importante establecer metas realistas para nosotros mismos. Para lograrlo, necesitamos implementar nuevos hábitos y conductas poco a poco. Hacer cambios drásticos puede provocar problemas digestivos, decepción y el eventual fracaso. Los pequeños pasos son la clave del éxito. Se entiende que quieras llegar rápido a tu meta final, pero recuerda que cada paso que das te acerca a esa meta. Sólo es cuestión de tiempo.

Otro factor que te puede ayudar mucho es la visualización de tu objetivo, junto con las emociones positivas y la gratitud. Todo esto aumenta tu motivación y ayuda a mantenerte en el camino adecuado para crear hábitos que te lleven a esa meta.

www.ingramcontent.com/pod-product-compliance
Lightning Source LLC
LaVergne TN
LVHW012057070526
838200LV00070BA/2780
* 9 7 8 1 6 4 6 9 4 6 5 8 7 *